Biblioteca Holística

Terapéutica con oligoelementos

Biblioteca Holística

Terapéutica con oligoelementos
Y diagnóstico del terreno en medicinal funcional
Mandala Ediciones
1ª Edición: Julio 1985
2ª Edición: Marzo 2023

Calle Treviño 9. 28003 Madrid
info@mandalaediciones.com
www.mandalaediciones.com
EAN/ISBN: 9788419710147

Maquetación: Jonay Cabal
Impreso en España

Alfredo Embid y Rosario Ortega

Terapéutica con oligoelementos

Y diagnóstico del terreno en medicina funcional

MANDALA
EDICIONES

ÍNDICE

PREFACIO

La mayoría de los pacientes que vienen a pedir consejo a su médico no pertenecen aún al campo de lo patológico, es decir, del desorden orgánico. No deberían pues recibir tratamientos sintomáticos, paliativos, sustitutivos ni privativos, exigidos por la medicina de lo lesional. La utilización de estas terapéuticas «heroicas» en numerosos casos de disrregulación, de disfuncionamiento, desemboca a menudo en las enfermedades llamadas «yatrógenas», cada vez más frecuentes y temibles.

La MEDICINA GENERAL retoma todo su sentido en la medida en la que puede preveer, prevenir incluso, las evoluciones hacia lo patológico, regularizando las funciones psico-fisiológicas cuyas perturbaciones prolongadas llegan a los desórdenes orgánicos. Es en este sentido que se han orientado una clínica, un diagnóstico y una terapéutica que constituyen una «Medicina funcional» y una «Oligoterapia» actuando por presencia y no por aporte cuantitativo. Cincuenta años de investigación, de experimentos y de constataciones permiten afirmar su utilidad y su eficacia.

Considerando en su totalidad la entidad psicofisiológica, poniendo en evidencia los desequilibrios orgánicos, sus evoluciones y sus imbricaciones, la MEDICINA DE LAS FUNCIONES permite comprender y regularizar mejor los estados de fatiga, las perturbaciones intelectuales, las manifestaciones psicológicas, el sueño y los disfuncionamientos de los diversos aparatos orgánicos, inseparables hoy de la existencia moderna.

La obra de nuestros colegas españoles resume de forma excelente esta apertura hacia una medicina total, en la que se asocian las previsiones, la prevención y la terapéutica curativa. Implica la integración en biología de los descubrimientos de la física y de la cibernética.

Me siento, por tanto, feliz de poder redactar el prefacio de esta obra y de recomendarla al cuerpo médico.

Dr. Jaques Menetrier

Presidente y fundador del Centro de
Investigaciones Biológicas. París 1985

INTRODUCCIÓN

Hace menos de un siglo, los oligoelementos se consideraban como impurezas del organismo. En la primera mitad del siglo XX Gabriel Bertrand demostró que estos elementos simples, aunque en cantidades muy pequeñas, eran indispensables para la vida vegetal y animal.

En pocos años se ha pasado del estudio de las acciones fisiológicas de los oligoelementos, al estudio de sus acciones terapéuticas.

El principal pionero de esta última línea de investigación ha sido Jacques Menetrier, doctor en medicina y colaborador de Alexis Carrel. Desde 1932, Menetrier ha trabajado en la terapéutica con oligoelementos biocatalizadores, tanto en el plano experimental como en el clínico. En 1954 sufrió un proceso por no haber tenido la paciencia de esperar los visados que autorizaban la puesta en el mercado de estos medicamentos. Hoy, la terapéutica oligacatalítica se utiliza en toda Europa y ha dejado de ser marginal hasta el punto de que, en Francia, por ejemplo, los oligoelementos son reembolsados por la seguridad social.

En España (a pesar de tener unas doce mil especialidades farmacéuticas), los oligoelementos no se encuentran aún en el mercado oficial, su utilización terapéutica no es enseñada en las facultades de medicina y las publicaciones sobre el tema brillan por su ausencia.

En todo el mundo numerosos investigadores y médicos han hecho progresar esta original técnica terapéutica. Citemos entre otros al doctor Picard, presidente de la «Sociedad médica para el estudio de los oligoelementos», que destaca por el interés de sus trabajos publicados.

Pero la terapéutica oligocatalítica es algo más que una técnica, pues ofrece la posibilidad de tratar predisposiciones patológicas, de corregir trastornos funcionales que, abandonados a su evolución, desembocarían en patologías orgánicas. Permite modificar comportamientos y terrenos individuales. Es decir, que contribuye a llenar ese gran hueco de la medicina alopática que es el tratamiento de los estados prepatológicos.

Naturalmente, para tratarlos hay que identificarlos previamente, y en esto también Menetrier ha sido el pionero, estableciendo una metodología diagnóstica y una agrupación de síntomas en síndromes originales. Estas agrupaciones de comportamientos, síntomas y tendencias prepatológicas es lo que se ha denominado diátesis.

En esto, Menetrier no hace sino revalorizar una orientación que siempre ha tenido la medicina en todas las épocas y en todos los lugares del planeta: la de detectar la enfermedad en sus comienzos, la de identificar los terrenos que predisponen a cada patóloga y corregirlos antes de que éstas se manifiesten.

Naturalmente, los oligoelementos pueden emplearse también de forma sintomática, pero en este primer trabajo nos hemos esforzado especialmente en proporcionar los medios que permitan utilizarlos etiológicamente, como correctores de las funciones que comienzan a alterarse, como reequilibradores del terreno, como medicina funcional.

CAPÍTULO I
MEDICINA FUNCIONAL

Los progresos de la medicina funcional en el curso del último siglo han estado sin duda dominados por una concepción pasteuriana que pone el acento sobre el microbio, a pesar de que el propio Pasteur llamaba la atención sobre la importancia del terreno.

Esta orientación predominante de la medicina dominada por la medicina hospitalaria pone igualmente el acento sobre la patología orgánica, a pesar de reconocer que en la mayoría de los casos esta patología suele ser secundaria a un trastorno funcional.

Desde el punto de vista diagnóstico la anamnesis y la exploración del enfermo han pasado a un segundo plano desplazados por un sin fin de pruebas técnicas, a pesar de que deberían representar un 5 % del diagnóstico, como afirmaba nuestro profesor de patología general, el doctor Bueno, en su inauguración del curso no hace demasiados años.

En cuanto a la terapéutica, se ha orientado consecuentemente a estas tendencias hacia el trastorno lesional bien establecido, dando prioridad al tratamiento de síntomas y patologías concretas, pero ofreciendo poco o nada para modificar los trastornos funcionales que preceden a los mismos.

La medicina ha adoptado en este siglo una orientación protésica. Desde la insulina descubierta en los años 20, todo un arsenal de prótesis ha sido desarrollado por la floreciente industria médica hasta el punto de que casi todas las armas terapéuticas que hoy se manejan tienden a sustituir las funciones alteadas e incluso los órganos enfermos.

Esta tendencia de la medicina hacia lo francamente patológico ha dado prioridad a la medicina hospitalaria y a una enseñanza que consiste fundamentalmente en reconocer las enfermedades lesiónales constituidas cuyas características son suficientemente precisas y cuantificables como para ser diagnosticadas y tratadas mecánica y sistemáticamente por medio de los procedimientos que la industria médica pone constantemente a punto.

Cuando esta medicina se enfrenta con el trastorno funcional que precede a la lesión tiene que reconocer que alteración funcional es sinónimo de alteración incurable, al menos con las terapéuticas alopáticas. Lo funcional se asimila a lo psicosomático, incluso a lo imaginario, con demasiada facilidad. El diagnóstico de los síntomas funcionales y del terreno es ignorado habitualmente. Habrá que esperar pues a tener una buena enfermedad lesional para ser considerado como enfermo y tener por fin acceso a todas las maravillas que los industriales ponen en manos de los médicos para tratarlas.

Sin embargo, numerosos hechos ponen en cuestión la visión unilateral y excluyente del pasteurismo centrado en el agente agresor.

¿Cómo explicar, por ejemplo, que solamente algunas especies e incluso que sola, mente algunas razas dentro de una especie, se vean afectados por un agente patógeno? Hecho que, dicho sea de paso, pone en cuestión la trasposición al hombre de los resultados obtenidos en la experimentación animal.

¿Cómo explicar que en una población muchos individuos escapen al contagio, por ejemplo, en casos de epidemias, mientras que sus condiciones de vida son idénticas a las de los individuos infectados?

¿Cómo explicar el que ciertos individuos sean resistentes a la gripe, a la tuberculosis? ¿Cómo explicar el que los adultos sean resistentes a las enfermedades infantiles?

¿Cómo explicar el que algunos individuos sean resistentes a los parásitos locales?

¿Cómo explicar el que algunos trabajadores sean más resistentes a ciertos agentes tóxicos (como el benzol) que sus compañeros?

¿Cómo explicar el hecho de que una tuberculosis u otras enfermedades microbianas o víricas puedan reactivarse en un sujeto aparentemente curado tras una tristeza u otro factor psíquico?

¿Cómo explicar los frecuentes (aunque poco conocidos) fracasos de las vacunas y sueros?

Inversamente, ¿cómo explicar la existencia de individuos especialmente sensibles a la infección o a otra patología?

La explicación es sencilla si consideramos que en la etiología de las enfermedades no sólo interviene el agente patógeno, la agresión del medio exterior al que se le ha dado prioridad.

Es evidente que existe otro factor importante y que se trata de un factor endógeno, el terreno, la receptividad, el terreno receptivo.

No estamos descubriendo nada nuevo. Desde que existe la medicina, la importancia del terreno ha sido reconocida unánimemente. Así, los chinos decían: «Matar al ladrón no es cerrar la puerta.» Y por su parte Nakayama:

«La enfermedad no es la invasión sino la debilidad que llama a la invasión.» Para Delore:

«No es la pululación de bacilos en el organismo infectado lo que constituye la causa primera de la enfermedad, sino que más bien es su consecuencia.»

Sin embargo, es preciso no caer en el extremo opuesto. Las defensas orgánicas y la capacidad de regulación no lo son todo. Resultan a menudo insuficientes ante agresiones de todo tipo que la vida moderna nos ofrece en progresión creciente. Si la medicina académica ha despreciado el terreno, no es menos cierto que el naturismo en ocasiones tiende a confiar demasiado en la capacidad curativa de la naturaleza, natura medicatrix. En ambos casos, las catástrofes son inevitables. En el primero, porque la ignorancia o el pesimismo respecto a la capacidad defensiva individual lleva a terapéuticas sustitutivas, sintomáticas, cuantitativas, de agresividad demostrad, sobre todo, porque ignora cómo ayudar al individuo a que se cure en los estadios funcionales de su desequilibrio. En el segundo, porque una confianza ciega en las posibilidades autocurativas y el empleo exclusivo de normas de higiene natural' puede pasar por alto situaciones en las que el individuo ya no es capaz de defenderse o autorregularse, no por la naturaleza de su enfermedad —hay casos incluso de cánceres curados por medios naturales exclusivamente--- sino por su momento psicofisiológico, por el lugar en que se encuentra de su historia individual en el momento en el que tiene que movilizar sus capacidades adaptativas y defensivas.

La particular receptividad a las enfermedades ha recibido numerosos nombres: genio epidémico, medio de cultivo, terreno constitucional, terreno receptivo, estado orgánico, morbilidad, predisposición, etc. Todas ellas ponen el acento sobre el componente endógeno humano de la enfermedad.

El terreno es, pues, la capacidad de defenderse o no de una agresión o de un desequilibrio interior. Posee límites variables que evolucionan a lo largo de la vida del sujeto.

Posee también, además de un aspecto general, diferentes aspectos locales que explican por qué una lesión se constituye en un sitio y no en otro, por qué existen ciertas zonas del organismo individual más sensibles y otras más resistentes.

El terreno receptivo es, desde otro punto de vista, la expresión clínica de un desequilibrio de los mecanismos fisiológicos y puede manifestarse tanto a nivel humoral, tisular, celular, bioquímico, molecular, atómico o electromagnético.

Es evidente que, aunque todos los individuos están constituidos por unas ciertas estructuras proteicas, lipídicas, y glucídicas similares, cada uno utiliza de forma diferente estos materiales para construirse, adquiriendo de este modo un medio interior específico y particular. Pero este medio individual no es estático, ya que se renueva constantemente y está sometido a toda clase de influencias que lo modifican sin cesar.

En el curso de estos cambios incesantes puede aparecer un desequilibrio general o local que suele preceder al establecimiento de una verdadera patología. Se trata de un desequilibrio de la función de un determinado tejido, de un determinado aparato y no de una alteración de su estructura tisular u orgánica. Estos disfuncionamientos no sólo son anteriores, sino que además son mucho más frecuentes que la verdadera patología.

La receptividad individual viene determinada por un conjunto de factores entre los que destacan el sistema nervioso vegetativo y el sistema endocrino.

Todos sabemos que el SNV posee una función adaptadora y reguladora que se ejerce por medio de mediadores químicos con la intervención de iones Na, K, Ca, etc. La participación del tono neurovegetativo en la génesis de los desequilibrios funcionales y más tarde orgánicos, es indudable. Nadie puede negarla en cuanto a la patología cardiaca, gástrica, etc. Incluso la resistencia del organismo a un tóxico depende del tono del SNV.

Por su parte el sistema endocrino interviene en el mismo sentido como regulador funcional del conjunto de la economía vital. La patología endocrina extrema está bien desarrollada pero no podemos decir lo mismo de su alteración funcional. Estos desequilibrios son más difíciles de diagnosticar, son variables, presentan alteraciones, no son tan estables como la patología orgánica. Con frecuencia se mezclan con síndromes clínicos complejos y mal sistematizados. Así nos encontramos con que los disfuncionamientos tiroideos producen alteraciones psíquicas e interfieren con la regulación tensional, así como en procesos reumáticos.

Tanto el sistema nervioso vegetativo como el sistema endocrino .se encuentran íntimamente relacionados mediante ciclos de estimulación y de inhibición interdependientes. En algunos casos esta interrelación es tan intensa que resulta particularmente difícil distinguir la frontera que los separa. Buen ejemplo de ello es la hipófisis si tenemos en cuenta el origen embriológico de la glándula, así como sus secreciones neurohormonales.

Otro aspecto interesante del terreno es su relación con la herencia. Al lado de afecciones cuyo mecanismo de transmisión está bien estudiado y es conocido, tales como la hemofilia, ciertas anemias, ciertos déficits enzimáticos, etc., existen muchas otras cuyo mecanismo no está claro pero cuya existencia es indudable. Es a través de la observación clínica y del estudio detallado de los antecedentes familiares como podemos constatar que existen ciertas familias especializadas en alteraciones tensionales, alteraciones cardiacas, respiratorias, gástricas, tuberculosas, artríticas, etc.

Pero de ningún modo esta predisposición a padecer cierto tipo de desequilibrio puede considerarse como irreversible. Es importante no caer en un fatalismo patogénico a pesar de que tengamos que admitir la existencia de terrenos y receptividades transmisibles. Hay que recordar que estos terrenos pueden variar, regresionar o amplificarse en función de las influencias del medio y de la habilidad del individuo para gestionar sus particulares insuficiencias. Esta concepción se halla pues lejos del fatalismo hereditario pues si la receptividad hereditaria es frecuente, también lo son las receptividades adquiridas hasta el punto en que es difícil en muchos casos diferenciarlas. ¿Cómo distinguir qué parte corresponde a la herencia y qué parte a la alimentación, los hábitos familiares o el medio sociocultural en la génesis de una patología?

La forma de vida, las condiciones de trabajo, la actividad, el entorno ecológico, los niveles socioeconómicos y hasta la personal filosofa de la vida de cada cual poseen influencias sobre el terreno.

DIÁTESIS

El terreno o receptividad orgánica se manifiestan en la clínica por las diátesis. El término diátesis viene del griego: «disposición mórbida; comportamiento físico— psíquico». Se caracteriza por un conjunto de síntomas que traducen una alteración del funcionamiento psicosomático intermedia entre el estado de salud y la patología. La diátesis precedería a la lesión, sería un estado prepatológico o premórbido. No existe entre ambos estados más que una diferencia de evolución, una diferente situación en el tiempo.

Las diferentes diátesis son síndromes, es decir agrupaciones de síntomas diferentes con una cierta unidad etiológica. Pero no son síndromes estáticos sino dinámicos, en movimiento hacia un desequilibrio mayor o hacia su resolución. En efecto, la evolución hacia lo lesional no es ineluctable. En ocasiones, el organismo es capaz de corregir el disfuncionamiento mediante modificaciones en su comportamiento. En otros casos, será preciso estimular la capacidad correctora del desequilibrio, la facultad de adaptación, la defensa ante la agresión, mediante una intervención terapéutica.

Las diátesis poseen un reflejo metabólico que corresponde a las diferentes interrelaciones posibles entre dos variables del medio interno: el pH y el potencial de oxidorreducción (rH).

Menetrier y sus colaboradores han realizado en este sentido miles de observaciones sistemáticas confirmando que no existen más que cuatro posibilidades en la concentración de iones H- y en la adquisición o en la pérdida de electrones medida por el potencial de oxidorreducción. Estas cuatro variaciones del grado de acidez-alcalinidad y oxidorreducción del medio interno son comunes a todo medio viviente.

Estas variaciones son las siguientes:

- Terreno reducido y ácido, que corresponde a la Diátesis I.

- Terreno oxidado y neutro (o ácido según algunos autores): Diátesis II

- Terreno reducido y alcalino: Diátesis III

- Terreno oxidado y alcalino: Diátesis IV

Las medidas de estas variables se realizan en sangre pues las cifras en orina son más inconstantes.

Menetrier resume en su excelente libro La medecine desfonctions la evolución que ha seguido:

«Este estudio de las diátesis es el resultado de una investigación comenzada en 1932 y continuada después. Resume las observaciones de nuestra práctica profesional y la de nuestros colegas.

» La aproximación, el reconocimiento, la definición y la evolución de las diátesis clínicas están íntimamente ligadas al estudio teórico y práctico de los oligoelementos y al progresivo descubrimiento de las condiciones físicas que determinan las propiedades catalíticas de estos elementos.

» En primer lugar, hemos acumulado datos y buscado sus puntos comunes a partir de numerosas cifras y a lo largo de años, con un voluntario empirismo.

» La simplificación progresiva de estas constataciones y la verificación de efectos terapéuticos idénticos a sí mismos en cuadro clínico delimitado, nos ha permitido a continuación describir las diátesis, sus imbricaciones y sus evoluciones. La adquisición de una clínica de las diátesis y de una terapéutica reguladora nos ha obligado al examen de los fenómenos metabólicos y de los procesos físicos de estas regulaciones. La evolución lógica de nuestras investigaciones nos ha llevado al examen de las condiciones físicas de catálisis y a sus relaciones con las funciones de intercambio. De ello ha resultado una clínica, un diagnóstico y una terapéutica que reposan sobre una experiencia práctica y sobre bases científicas. Estas constataciones llevan a un conocimiento más íntimo de los procesos generales de la vida orgánica. Evidentemente los hechos adquiridos sólo pueden ser un punto de partida hacia el estudio de los procesos naturales y artificiales del envejecimiento y del ciclo de la existencia.»

Para Menetrier, una diátesis no es solamente un hecho clínico, una agrupación de síntomas con relación etiológica, sino también «la expresión de procesos metabólicos más generales. Es una manifestación sintomática de un proceso general de intercambio».

Intercambio entre medios diferentes, anabolismo y catabolismo. Si los desechos provenientes del catabolismo no son eliminados a medida que se fabrican, se produce con mayor o menos rapidez un bloqueo metabólico que determina una alteración de la función y más tarde una detención de la misma. Antes de llegar a este estado, podría corregirse el desequilibrio recurriendo a los elementos de reactivación enzimática que todo sistema comporta.

Desde este punto de vista, el organismo es un conjunto de sistemas de intercambio que puede sobrecargarse en ciertos constituyentes. Esta sobrecarga de ciertos medios Interiores supone la polarización de los mismos y una orientación que perturba el equilibrio del sistema. Esta orientación implica un comportamiento que se encuentra en el origen y en el fundamento de las diátesis. Esta polarización relativa produce manifestaciones funcionales que no son otras que los síntomas descritos en cada una de las diátesis fundamentales. Si el proceso sigue su curso, la polarización tiende a hacerse definitiva y los intercambios quedan anormalmente alterados, dando lugar a una patología lesional. Los medios de intercambio se cargan de iones o de Sustancias que ya no participan en las regulaciones necesarias. En esta fase, los efectos ya no tienen ninguna acción. Las diátesis han dado paso a enfermedades definitivas que no es posible hacer retroceder y que sólo pueden ser tratadas de forma sintomática. Finalmente, la polarización definitiva acaba por instalarse, acelerando el proceso de senescencia orgánica y llevando al individuo hacia la muerte.

Si al comienzo de este capítulo, hablábamos de la predominante orientación protésica de la medicina actual, es lógico pensar que la medicina funcional va a adoptar una terapéutica inversa. Se trata de incidir sobre los procesos de reequilibrio que todo organismo posee, sobre los procesos de autodefensa.

Cuando se habla de autodefensa en medicina, se piensa automáticamente en inmunología. Al margen de que la terapéutica inmunológica sea cuestionable (que lo es, aunque tal cuestionamiento sea poco conocido), para que exista autodefensa eficaz no sólo es preciso que haya anticuerpos. Es preciso además que los procesos defensivos se desarrollen rápidamente. Es preciso también que se pongan en marcha mecanismos complejos que conciernen prácticamente a todas las funciones del organismo y que la velocidad de las mismas sea óptima.

Los oligoelementos biocatalizadores ocuparán en medicina funcional el lugar central para conseguir estos objetivos. El intento de tratar lo funcional, las primeras manifestaciones del desequilibrio, mediante terapéuticas que estimulen las capacidades de reacción y de autodefensa individuales, que ayuden al organismo a curarse a

SI' mismo, no es nuevo ni exclusivo de la medicina funcional. Desde los comienzos de la medicina en China ésta fue precisamente la orientación predominante: tratar lo que aún no está enfermo. La supervivencia de la medicina china, su auge actual en Occidente y las relaciones que posee con la medicina funcional (y no sólo en cuanto a su orientación básica) subrayan la importancia de orientar la medicina hacia la salud más que hacia la enfermedad.

CAPÍTULO II
LAS DIÁTESIS

La palabra diátesis viene del griego *"acción de disponer, de ordenar, disposición, ordenación de un estado, manera de estar dispuesto (disposición del cuerpo, estado de salud, temperamento, disposición del alma o del espíritu)"*.

En medicina funcional se trata de estados, intermedios entre la salud y la verdadera enfermedad en los que hay una desregulación de las funciones fisiológicas tanto orgánicas como psicosomáticas.

Una diátesis engloba diversas alteraciones agrupadas en un esquema sindrómico original en lo que se refiere a los síndromes de la patología habitual.

Como explica Menetrier: «Una diátesis comprende un comportamiento y manifestaciones funcionales pre o parapatológicas. Constituye una entidad cuyas evoluciones, transformaciones, señales de alarma y síntomas mórbidos se encuentran fácilmente por medio de la anamnesis y el examen clínico. Lo que importa es poner en evidencia los pasos de estado a estado, las transferencias sintomáticas y, de hecho, los testimonios de un envejecimiento artificial o prematuro en las evoluciones de las diátesis».

Por último, es preciso añadir que una diátesis es reversible si la corrección se establece antes de que aparezcan los trastornos orgánicos. La terapéutica tendrá también una función diagnóstica que confirmará o invalidará la hipótesis de partida.

Las cuatro diátesis fundamentales son:

- Diátesis I: Artrítico-alérgica

- Diátesis II: Hiposténica o artrotuberculosa
- Diátesis III: Distónica o neuroartrítica
- Diátesis IV: Anérgica.

Dentro de ellas las más frecuentemente constitucionales son las dos primeras. Existe una diátesis central o intermedia que puede superponerse a todas las anteriores y que coincide bastante bien con la que Selye ha denominado síndrome general de desadaptación o síndrome de stress: la diátesis V: desadaptación.

EL DIAGNÓSTICO DE LAS DIÁTESIS

Es excepcional encontrar diátesis puras, es decir individuos que presenten todas las características y síntomas descritos en una diátesis. Todas las interrelaciones son posibles.

Por otra parte, y como ya hemos apuntado, las diátesis no son estados fijos y cambian a lo largo de la vida. Los individuos pasan de hecho de una diátesis a otra, natural o artificialmente.

Otra dificultad para determinar la diátesis a la que pertenece un determinado sujeto viene determinada por la característica situación de las diátesis a caballo entre lo normal y lo patológico. Muchos de los síntomas que veremos no son considerados como tales por la medicina convencional, ni por los pacientes, y son difíciles de determinar.

Sin embargo, es preciso intentarlo, a pesar de todas estas dificultades sobre las que volveremos. Es indispensable aproximarse a este tipo de diagnóstico mediante una investigación clínica minuciosa y hábil. También es indispensable situar los síntomas en el tiempo, es decir, establecer una detallada cronología de su aparición, puesto que el paciente puede pertenecer a una diátesis y haber evolucionado a otra o estar Precisamente en esa transición en el momento en que nos consulta. El diagnóstico de las diátesis exige al médico un esfuerzo de síntesis y de reflexión sobre la clínica al que no está acostumbrado pero que debe llegar a interiorizar. Al cabo del tiempo se va consiguiendo variar el punto de vista desde el que se ve al paciente, y este tipo de investigación psíquica se convierte en un hábito. No es que se trate de otra clínica diferente a la que se enseña en las facultades. Con excepción de lo que se denomina comportamiento y que comprende el comportamiento físico, intelectual y psicológico, el resto de los síntomas son los habituales, pero hay que organizarlos de forma diferente y establecer nuevos conceptos sindrómicos más amplios.

El apartado de comportamiento es sin embargo el más importante en la determinación de una diátesis, aunque no debe hacernos desdeñar los síntomas es también funcionales el más y prelesionales, ni las evoluciones patológicas. Desgraciadamente, difícil de precisar y su diagnóstico plantea problemas que obligan al terapeuta a desarrollar su habilidad interrogatoria de forma especial.

Muchos de los síntomas de este apartado son considerados como fútiles, incoherentes, desprovistos de importancia o neuróticos en un interrogatorio convencional. Sin embargo, aunque aislados sean poco significativos, sí lo son cuando tenemos un marco para agruparlos y un método para examinarlos. Es más, constituyen datos semiológicos preciosos para establecer un diagnóstico de terreno, de las predisposiciones mórbidas que es preciso prevenir.

Estamos seguros que muchos terapeutas, a la semiología del comportamiento de cada diátesis, recordarán haber oído en ocasiones afirmaciones parecidas en boca de sus pacientes; muchos se reconocerán incluso a sí mismos o a las personas que conocen bien en estas descripciones. Hemos encontrado este reconocimiento incluso en individuos cuyos trabajos están completamente alejados de la medicina, pero cuya capacidad de observación de la realidad está desarrollada.

Sin duda, también algunos terapeutas van a reconocer en su experiencia clínica pasada la relación existente entre ciertos comportamientos y ciertos síntomas Y la concordancia entre ciertos grupos de síntomas inagrupables en los síndromes habituales y su tendencia a aparecer unidos por alguna razón en los mismos pacientes.

El trastorno funcional puede estar aislado y no acompañarse de signos que permitan diagnosticar una patología orgánica. El trastorno funcional suele preceder a la lesión, pero ésta no es la única posibilidad. Una persona con una enfermedad orgánica puede presentar además trastornos funcionales. Una alteración funcional puede acompañar a una patología orgánica e incluso desencadenarla. Si tenemos en cuenta esto el diagnóstico se complica, al igual que el pronóstico, pues no es posible asimilar en todos los casos trastorno funcional a trastorno benigno.

EVOLUCIÓN DE LAS DIFERENTES DIÁTESIS

Las diátesis evolucionan en el tiempo en sentido positivo o negativo. Estas evoluciones pueden desarrollarse brusca o progresivamente.

Aunque todas las combinaciones son posibles teóricamente, el ciclo normal de la vida implica que partimos de la diátesis I o II para pasar a la III y acabar finalmente en la IV. Se trata de una evolución natural. Pero desde la diátesis I se puede pasar bruscamente a la IV, al igual que desde la diátesis II. Hablamos entonces de evoluciones artificiales.

El hecho de que sea difícil encontrar diátesis puras y que lo más frecuente sea enfrentarse con evoluciones de las mismas complica el diagnóstico. Sin embargo, es necesario detectar estas evoluciones para lo que resulta absolutamente imprescindible: establecer una detallada cronología en la aparición de los síntomas, relacionándola con las circunstancias que se daban cuando se manifestaron.

Especialmente importantes serán las evoluciones hacia las diátesis más viejas o que tienden más hacia lo patológico, es decir las diátesis III y IV.

Determinar las diátesis de partida y las diátesis evolutivas permite efectuar un tratamiento etiológico y también preventivo del paso a lo patológico o de la evolución de la clínica hacia diátesis más viejas.

La evolución natural de las diátesis a lo largo de la vida cumple un ciclo análogo al de la vida, que va del nacimiento a la muerte. Según esto, habría diátesis jóvenes o diátesis de partida que son las más frecuentemente constitucionales. Estas diátesis son la diátesis artrítico-alérgica y la diátesis hiposténica o artro-tuberculosa. Del mismo modo, existen diátesis viejas que pocas veces son constitucionales y que suelen ser evoluciones de las dos diátesis fundamentales de partida. Son la diátesis III o distónica y la diátesis IV o anérgica.

Por su parte, la diátesis V nunca es constitucional y suele sobreañadirse a las tres primeras, catalizando en ocasiones el paso de una a otra.

A nivel bioeléctrico, la evolución natural de las diátesis se traduce como sigue:

- Paso de la acidez (diátesis I) o de la neutralidad (diátesis II) a la alcalosis (111-1V). Las evoluciones artificiales también pueden considerarse desde este punto de vista:

- Paso de la reducción (I) a la oxidación (IV).

- Paso de la oxidación ligera hacia la reducción (11-1).

- Paso de la reducción hacia la oxidación (1-1V).

- Paso de la acidez a la alcalosis (1-111).

Exageración de las reacciones alérgicas (acidez y reducción) en las anergias funcionales y periódicas.

De todos modos, Menetrier precisa que no es posible utilizar estas medidas como. método diagnóstico a partir de una sola medida.

Sólo tendrían sentido por comparación sucesiva y especialmente antes, en el curso de, y después de la terapéutica catalítica, para orientarnos en cuanto a la evolución del caso.

Si bien la normalidad en estas medidas (pH 7'2, rH2 24) puede alcanzarse después de un tratamiento bien escogido en los casos en los que las alteraciones se reducen al terreno del comportamiento y de lo funcional, en el caso 'de que exista una patología establecida y orgánica sólo se podrá obtener una mejoría. En este último caso, las constantes podrán mejorar aproximándose a la normalidad, pero seguirá existiendo un cierto desequilibrio residual generalmente orientado hacia la alcalosis.

Por otra parte, las medidas eléctricas de conductividad parecen tener relación con la evolutividad de las diátesis. Menetrier afirma que existe «una resistencia creciente, local o general al paso de la corriente medida en kilo-ohms. Esta polarización de la pila orgánica corresponde a una sobrecarga y a una saturación de los electrolitos, medible además por la dosificación de alcalinos (sodio y potasio) y de (calcio y magnesio) que constituye el coeficiente de Loeb».

Hay que recordar que las medidas de resistencia al paso de la corriente han sido empleadas para objetivar los puntos de acupuntura (Niboyet, tesis doctoral) y constituyen en la actualidad el fundamento de todos los aparatos detectores puntos.

Menetrier afirma también que «esperamos mucho de las medidas del coeficiente de impedancia (medida de la resistencia al paso de la corriente alterna). Estas medidas de la conductibilidad a nivel de los iones libres, permitiría conocer el estado de ionización celular y tisular, medir el equilibrio electrolítico real».

El hecho de que sólo existan cuatro posibilidades combinatorias entre acidez-alcalinidad y reducción-oxidación, puede estar en relación con el hecho de que desde hace siglos se hayan descrito fundamentalmente cuatro tipos de terrenos.

Sea confirmada esta hipótesis o no, lo cierto es que la evolución de las diátesis de lo funcional a lo patológico parece coincidir con una progresiva evolución hacia la alcalinidad, la oxidación y el aumento de la resistencia al paso de la corriente eléctrica, y que, inversamente, la evolución hacia la acidez, la reducción y la disminución de la resistencia parecen ligadas a la regulación funcional.

LA HISTORIA CLÍNICA

Una buena historia clínica es la base de un buen diagnóstico y un buen diagnóstico es la base de una buena terapéutica. Hay ciertas consideraciones fundamentales para hacer una buena historia clínica que no sólo se aplican a la medicina funcional, sino a cualquier medicina:

En primer lugar, está nuestra disposición ante el enfermo. Hay que querer verdaderamente escucharle y ayudarle. Esto se suele dar por sentado, pero desgraciadamente no siempre es así. Podemos, por ejemplo, estar cansados, con lo que nuestra capacidad de atención y de escucha se encontrará reducida.

Es preciso tener tiempo suficiente por delante como para no vernos obligad os a limitar el interrogatorio o la exploración. Hay que prestar atención no sólo a la enfermedad del paciente, sino, sobre todo, a él mismo. Hay que intentar entenderle en su globalidad, en su relación con el medio y su historia. Es preciso evitar dar interpretaciones en el curso de la historia, manteniéndonos en una actitud receptiva y atenta.

Por muy triste que resulte lo que nos cuentan, hay que evitar enternecerse, pues' aparte de no ser eficaz, contribuye a hundir más al paciente en su problemática.

En toda medicina de terreno hay que prestar especial atención al factor tiempo, a la evolutividad de la historia en general y en particular. Hay que esforzarse en precisar cómo se ha ido modificando el comportamiento o los síntomas del paciente a lo largo de su vida.

LA ANAMNESIS

La anamnesis es fundamental en el diagnóstico de las diátesis.

Hay que intentar determinar en primer lugar cuál es la diátesis primaria; la diátesis que ha aparecido primero y que tal vez el individuo ya ha abandonado. Para ello habrá que hacer un retorno al pasado y ayudarle a recordar cómo era antes. No sólo qué síntomas aparecieron primero cronológicamente, sino especialmente cuál era su comportamiento inicial. Me refiero a esto porque, desgraciadamente, en las consultas diarias vamos a tener que ver, en general, casos evolucionados. Digo desgraciadamente porque, como en toda medicina orientada a la estimulación del terreno, lo ideal sería ver a la persona cuando aparecen las primeras manifestaciones de un desequilibrio.

Sea cual sea el caso, es preciso buscar lo más general, la diátesis de partida, dando especial interés al comportamiento psicofísico que detallamos a continuación.

Hay que buscar las relaciones que unen las diversas manifestaciones de desequilibrio entre ellas. El análisis de un síntoma aislado no tiene sentido en medicina funcional más que dentro del contexto en que aparece, nunca por sí mismo. Ese contexto, en el cual juega un papel determinante la cronología, es precisamente el que dará sentido al conjunto y el que nos aproximará a la comprensión global de la persona. Un mismo síntoma puede tener significados diferentes en un individuo y en otro. Puede implicar diferentes diagnósticos y distintas terapéuticas. De hecho, veremos que la clínica no es exclusiva de cada diátesis. Hay síntomas que aparecen en varias de ellas y que sólo pueden ser comprendidos si los relacionamos con los demás en el curso de la vida del paciente.

Los síntomas, al igual que las diátesis, se imbrican, se suceden, se sustituyen unos a otros, y todo esto es preciso tenerlo en cuenta para percibir su verdadero significado.

Al comienzo de la anamnesis, el paciente es invitado a enumerar sus síntomas principales. Es decir, aquellos a los que atribuye mayor importancia.

El terapeuta mantiene durante esta primera fase una actitud atenta, limitándose a acusar la recepción de lo que oye, sin interpretarlo ni juzgarlo, limitándose a pedir alguna aclaración o a formular preguntas del tipo: «¿Desde cuándo le pasa esto?», «¿A qué lo atribuye usted?».

En una segunda fase, la anamnesis debe hacerse más sistemática. Puede seguirse el clásico método de interrogar por órganos y aparatos, metódicamente, haciendo especial hincapié en la cronología de las distintas manifestaciones mórbidas. Para ello, será especialmente útil el apartado de diagnóstico integrado que hemos elaborado y que sigue al estudio semiológico de cada diátesis.

Si en la primera fase le hemos dado entera libertad al enfermo para contar lo que le pasa, en la segunda hay que orientarlo progresivamente. Sin embargo, esta orientación no debe implicar una actitud directiva.

Hay que estimularle para que hable, incitarle a ello mediante preguntas indirectas, evitando preguntas que requieran solamente respuestas demasiado escuetas.

NO hay que interrumpirlo cuando hable, excepto, evidentemente, si se aleja mucho del tema, y en este caso no hay que hacerlo bruscamente. Pedir una aclaración sobre algo que ha dicho antes puede ser un buen sistema para que retome el hilo.

Es indispensable mantener durante todo el interrogatorio una actitud de escucha y de atención. Será también preciso acusar recepción de sus declaraciones, especialmente en los casos en los que el paciente tiene dificultades de comunicación. Caso, dicho sea de paso, muy frecuente, aunque a veces oculto por una verborrea incesante.

En función de esto último, será necesario no sólo indicarle que le estamos escuchando, sino también que le estamos comprendiendo. Esto se consigue reformulando sus declaraciones en nuestro propio lenguaje, que debe mantenerse a su altura y serle comprensible. No será el mismo para- un campesino que para un profesor de universidad. Así pues, podremos introducir más o menos frecuentemente paréntesis como:

«Dice usted que le pasa esto», «Así que le sucedió aquello», etc.

En ocasiones, nos encontraremos con un bloqueo completo. El paciente se calla no responde a una pregunta concreta o bien no lo hace inmediatamente. En el primer caso, hay que estimularle para que siga hablando. En el segundo, hay que reformular la pregunta como la primera vez. Pero hay que tener en cuenta que tal vez no se trate de un bloqueo sobre el que la pregunta ha incidido, sino sencillamente dc una incomprensión por su parte. Es preciso entonces replantear la pregunta en otros términos más comprensibles.

A lo largo de toda la anamnesis hay que esforzarse por percibir la importancia que el paciente atribuye a lo que cuenta, a cada síntoma o situación que relata. Existen, por ejemplo, síntomas aparentemente sin importancia que, al contarlos, alteran la voz, la mirada o la expresión del que los formula.

Nunca hay que juzgar, ni invalidar, ni corregir sus afirmaciones.

Hay que mantenerse lo más cerca posible de la imposible neutralidad, no cediendo a la tentación de evaluar o interpretar de entrada. El estudio de los antecedentes familiares del sujeto cobra aquí mayor importancia que en medicina general. Hay que efectuarlo como mínimo sobre tres generaciones. Es decir, sobre padres, abuelos e hijos.

El que no esté demostrado que un buen número de patólogas sean hereditarias sólo significa que no se ha demostrado su herencia cromosómica. Pero es un hecho clínico que hay familias que tienden a fallar de un sistema o de una función, que tienen puntos débiles. Nuestra ignorancia en materia de herencia, de predisposiciones a padecer un cierto tipo de patóloga y no otro, no debe justificar nuestro desinterés por el examen de los antecedentes familiares, sino al contrario, estimularnos a ir más lejos en nuestra investigación y a intentar relacionar los datos obtenidos en ella con la historia del paciente.

A menudo encontraremos familias de migrañosos, de alérgicos, de individuos que presentan una fragilidad respiratoria, ósea o gástrica, que no puede atribuirse al simple azar.

Ante estos casos será preciso prolongar estas líneas débiles hasta el sujeto que nos consulta, prestando especial atención a los síntomas que anuncian su continuidad Y pervivencia en él.

Es indudable que heredamos más de lo que con certeza sabemos, y la simple observación atenta de la clínica nos lo confirma cada día. Esto no debe, sin embargo, llevarnos a un fatalismo heredopatogénico, pues es sin duda posible evitar que una tendencia a sufrir determinadas alteraciones pueda seguir su marcha.

Hay que evitar también achacarlo todo a la herencia de los terrenos mórbidos pues en ocasiones lo que se hereda son los erróneos, los hábitos dietéticos desequilibrados, las formas de vida patológicas.

Tanto en el interrogatorio sobre los antecedentes familiares como en el de los personales hay que ayudar al paciente a remontarse en su pasado recordándole que todo, incluso lo que no se suelen considerar síntomas, tiene su importancia. Así, por ejemplo, es interesante que recuerde si antes era más optimista que ahora, si era más nervioso o se enfadaba con más facilidad; si de niño le gustaba la compañía de otros niños para jugar o prefería jugar solo, si jugaba sobre todo en el suelo o prefería moverse.

A esta historia clásica es preciso añadir, además de la introducción de la variable tiempo, la anamnesis del comportamiento físico, intelectual y psicológico que, como ya hemos dicho, es un capítulo fundamental del diagnóstico en medicina funcional.

Este aspecto es el más difícil y a menudo hay que recurrir a preguntas indirectas del tipo:

«Si tuviera que hacer un trabajo importante que exigiese de usted un rendimiento intelectual o físico máximo, ¿cuándo escogería hacerlo? ¿levantándose dos horas antes o acostándose dos horas después?»

En todas las preguntas es interesante no sugerir la respuesta, no utilizar preguntas a las que el paciente pueda contestar sí o no. Hay que invitarle a que hable y nunca dejarle sospechar lo que buscamos que nos responda. Hay que evitar la tentación de decirle que tiene tal síntoma antes de que él lo haya dicho, incluso si tenemos el 99 % de posibilidades de acertar cuando la anamnesis está ya algo orientada, incluso si este tipo de alardes nos va a revestir (a sus ojos) de un cierto halo mágico o sabio.

Pero como veremos al estudiar el comportamiento de cada diátesis, en muchas ocasiones, aunque no sugiramos la respuesta con nuestra pregunta, la contestación viene determinada por el modelo sociocultural imperante. Es imposible plantearle a un individuo si es activo o pasivo en esta sociedad competitiva de hombres de acción que fomenta la hiperactividad y las enfermedades cardiovasculares (primera causa de mortalidad en los países desarrollados). Es previsible que la mayoría se identificarán con el modelo dominante, por lo tanto, no se puede preguntar eso directamente. Una vez más hace falta dedicarle tiempo a investigar ese comportamiento. Será preciso hacerle hablar sobre lo que hace a lo largo del día, los fines de semana y durante sus vacaciones para hacernos una idea.

En todo el estudio del comportamiento habrá que ser especialmente prudentes a la hora de preguntar. En el aspecto físico será preciso determinar el tipo de fatiga y su evolución, en el aspecto intelectual la capacidad de concentración y la memoria, en el terreno psicológico la tendencia a la excitación o a la depresión, la ansiedad o la agresividad, la angustia o la abulia, etc.

Cuestiones todas ellas difícilmente medibles y cuya investigación de un cierto arte que sólo puede adquirirse con la práctica y la reflexión atenta.

En ocasiones vamos a encontrarnos con un síntoma que domina el contexto clínico y aparentemente está aislado. Hay que estudiar cómo empezó, por qué a juicio del paciente, qué sucedía entonces o en momentos precedentes en su vida, cuál fue la evolución, cuáles son sus manifestaciones actuales. Posteriormente es preciso intentar ligarlo a una diátesis e intentar resolver las contradicciones eventuales que se nos van a presentar, pues las diátesis (como ya hemos dicho) rara vez se presentan en su estado puro.

Insisto en que para ello es esencial recalcar el factor tiempo, la cronología, los cambios de vida, de hábitos de dieta concomitantes a la aparición o transmutación de los síntomas.

El diagnóstico diferencial entre las distintas diátesis va a solicitar toda nuestra fineza clínica, que debe fundarse en el conocimiento de los distintos terrenos y en la experiencia adquirida al reflexionar sobre cada caso en concreto.

EXPLORACIÓN Y PRUEBAS COMPLEMENTARIAS

La exploración está fundamentalmente orientada a descartar una patología orgánica grave, pero también a detectar signos funcionales que confirmen y Orienten el diagnóstico en otro sentido. La exploración es la misma que en medicina general y debe ser minuciosa como la anamnesis.

Todo ello implica una primera consulta de una o más horas con transcripción de los resultados en la historia clínica, lo que excluye evidentemente las consultas en cadena tipo seguridad social.

Las pruebas complementarias deben plantearse tras una reflexión sobre el caso. Nunca sistemáticamente, sino para confirmar un diagnóstico ya esbozado en la anamnesis y la exploración.

Todos los exámenes clásicos pueden ayudar en este sentido, especialmente el analítico:

Tests de permeabilidad renal y de las funciones eliminatorias. Tests sanguíneos.

Por ejemplo, el aumento de la urea en sangre o el descenso de su aclaramiento permiten detectar el paso de la diátesis distónica funcional a lo lesional.

La vigilancia de estos tests permite orientar las distintas evoluciones que el paciente puede sufrir, tanto hacia la mejoría como hacia la agravación.

El aumento de glucosa en sangre y las pruebas de hiperglucemia provocada permiten apreciar la evolución de una distonia hacia una atonía pancreática, por ejemplo. A menudo una hiperglucemia indica un disfuncionamiento hipófisis-páncreas corregible con Zn, Ni, Co, pero también puede revelar una diabetes en la que los oligoelementos sólo pueden aportar como máximo la posibilidad de reducir las dosis de insulina.

El aumento del colesterol puede orientarnos hacia una posible evolución de las diátesis primarias (I-II) hacia la diátesis distónica (III), con todos los riesgos vasculares que esta transición implica. El poder colesterolítico es frecuentemente positivo (aunque el colesterol esté alto) en la fase de estabilización de las evoluciones tuberculosas Y artrósicas. Si es negativo hay que pensar en una anergia latente o manifiesta que es interesante completar con un análisis de las fracciones lipídicas. Ver al respecto el capítulo sobre los medicamentos anticolesterol del libro ¿Sabe usted lo que le receta? Coedición de Ecotopia con las Mil y una ediciones.

En medicina funcional, las pruebas de laboratorio como el colesterol, la urea, la glucosa en sangre, etc., no tienen un valor por sí mismas. El colesterol, por ejemplo, no tiene ningún sentido si no se le añade un test del poder colesterolítico, es decir' de las capacidades de utilización del colesterol en el organismo. La capacidad para eliminar el colesterol es más importante que las propias cifras de colesterol.

Las vibraciones de las concentraciones en sangre de sodio, potasio, calcio y magnesio pueden ser también interesantes, así como el balance electrolítico, aunque con objeciones, que veremos más adelante, pues la concentración de un determinad0 elemento en sangre no dice nada sobre su concentración intracelular ni sobre su actividad.

La numeración globular, la fórmula sanguínea, la velocidad de sedimentación, nos proporcionan datos sobre una posible anemia, pero también sobre las funciones reguladoras y las manifestaciones infecciosas especialmente importantes en la anergia.

Las exploraciones complementarias del sistema endocrino tienen interés especialmente para centrar la diátesis V o síndrome de desadaptación y para apreciar un desorden de las funciones de eliminación o de adaptación.

Las radiografías (siempre preferibles a las radioscopias (ver al respecto el libro Lo que no le han contado sobre el cáncer, de Integral ediciones), también pueden aportarnos datos interesantes, pero es preciso limitar su uso a lo estrictamente indispensable por su poder cancerígeno.

Como en el caso de la anamnesis, es preciso insistir aquí sobre la utilidad de las pruebas seriadas, repartidas en el tiempo. Una analítica alterada en un momento de la vida del paciente no tiene gran significado por sí misma. Sólo lo tiene dentro de un contexto sucesivo y cinético, en comparación con otros análisis análogos. Sólo de esta forma podemos hacernos una idea de la evolución espontánea o terapéutica del problema y ajustar nuestra terapéutica y nuestro pronóstico.

LIMITES DE LAS PRUEBAS COMPLEMENTARIAS

La analítica no sirve para saber si un oligoelemento es o no necesario. El hecho de que tengamos una disminución o un aumento de la tasa sanguínea de cualquier oligoelemento no nos da datos sobre la disminución o aumento de los procesos fisiológicos catalizados por este oligoelemento. Lo contrario también es cierto. El hecho de que en sangre aparezcan unas cifras normales de un oligoelemento no quiere decir que su forma activa esté desempeñando correctamente su papel. En el campo experimental, analizando tejidos, sucede lo mismo.

Un oligoelemento puede estar en déficit intratisularmente y en exceso en sangre, o viceversa, pero la interpretación de este hecho es otro cantar.

Las variaciones de la tasa de magnesio en tejidos y humores de las ratas de experimentación sometidas a un régimen de carencia progresiva han demostrado que las mitocondrias mantenían niveles superiores de concentración que el suero normalmente utilizado para medir los excesos-carencias.

En el caso de las anemias el déficit de hierro se acompaña de un aumento de cobre. El razonamiento lineal indica pues administrar hierro y no administrar cobre. Sin embargo, procediendo de esta forma lógica en muchos casos no se puede corregir la anemia. Para hacerlo hay que administrar cobre, aunque esté elevado en sangre y aunque esto pueda parecer a primera vista un contrasentido. Varias hipótesis se barajan para explicar este aumento del cobre plasmático. Podría venir de la puesta en circulación, a partir de los órganos de depósito, de una forma activa de cobre necesario a la hematopoyesis o bien de un fenómeno de compensación de la anoxia parcial en el curso de la anemia. La superproducción de citocromos tisulares es un fenómeno general que se observa en todas las anoxias y sabemos que el cobre juega un papel fundamental en la síntesis y la actividad de las citocromooxidasas. Esta acción fisiológica podría estar relacionada con el aumento de cobre sanguíneo en el curso de las anemias (con la única excepción de la anemia perniciosa en la que falta la protoporfirina eritrocitaria).

En el caso del litio el contenido en sangre es muy bajo: 30 gramos por litro (30microgramos/l) y en los pacientes afectados de problemas psiquiátricos (que son corregidos mediante aportes ponderales de litio o mediante aportes de litio en forma de Oligoelemento) nunca se ha observado que tengan cifras de litio más bajas que otras personas.

Después del tratamiento con el oligoelemento litio tampoco se han observado aumentos de las cifras normales de litio.

Todo parece indicar que una disminución de un oligoelemento en sangre no quiere decir que los procesos catalíticos colocados bajo la denominación de este elemento sean deficientes, ya que la cantidad que queda puede conservar toda su actividad catalítica. Lo inverso también sería cierto: un aumento en sangre puede ir acompañado de una carencia de la forma activa.

Bert L. Vallee y F. L. Hoch en un estudio sobre la fisiología celular de los oligoelementos concluyen: «Un metal dado, presente en una materia biológica, figura en ella como constituyente de varios compuestos diferentes, asegurando funciones diversas. Dado que la mayoría de estos compuestos y sus funciones no han sido elucidados hasta aquí y que sólo se puede medir la suma de sus átomos metálicos, la interpretación biológica del resultado del análisis sería problemática. La discusión, que se centraría sobre la forma de abordarla, sólo podría proporcionar una respuesta parcial.» En resumen, que nos queda mucho por aprender.

De cualquier modo, en medicina funcional y en general en toda medicina de terreno, el diagnóstico por pruebas complementarias se subordina a la clínica, a la anamnesis y a la exploración previa.

A partir de ellas debemos estar ya orientados sobre lo que buscamos, pues de lo contrario corremos el riesgo de llegar a una situación tan absurda como la que se plantea en los chequeos de moda, en los que las pruebas complementarias sistematizadas suelen pasar al lado de manifestaciones discretas pero temibles en el futuro. Y esto no está en función de la cantidad de pruebas que se hagan. Podemos abrumar al paciente con todo tipo de análisis, radios y complementarias más sofisticadas y, sin embargo, no reconocer la importancia de un síntoma aparentemente banal como un cambio en su fatigabilidad.

Por otra parte, un examen fotográfico del paciente mediante el arsenal de pruebas complementarias, carece de sentido generalmente. Sólo lo tiene en presencia de alteraciones orgánicas graves, y este no es el caso que nos ocupa. En las alteraciones funcionales sólo importa un examen cinematográfico, es decir seriado: antes, durante y después del tratamiento. Exámenes que además deben ir orientados, deben buscar algo que nos ha indicado (en un 80 % o más) la clínica. La sucesión de resultados nos da la media de la evolución de un estado funcional hacia su reequilibrio o hacia lo patológico.

ESTUDIO DE LAS DIÁTESIS

Menetrier divide el estudio de las diátesis en 3 niveles:

- Comportamiento

- Manifestaciones funcionales

- Síntomas patológicos.

Estos tres niveles están constituidos por síntomas característicos que es preciso investigar para formular un diagnóstico.

El primer nivel es fundamental, pues orienta de forma decisiva el diagnóstico. Traduce -una primera forma cronológica de alteración que en medicina convencional no se considera. Por la sutileza de los síntomas es a menudo difícil de fijar. Se subdivide en comportamiento físico, comportamiento intelectual y comportamient0 psicológico.

El segundo nivel traduce la aparición de síntomas de alteración funcional y representa también una segunda forma cronológica de la evolución desde la salud hacia lo patológico. Aquí figuran todas las alteraciones habitualmente consideradas como psicosomáticas.

por último, el tercer nivel supone la entrada en lo patológico y es una fase más avanzada en la evolución del desequilibrio. En este nivel siguen existiendo manifestaciones funcionales que es preciso detectar.

En la mayoría de los textos de medicina funcional existen esquemas sinópticos de los comportamientos, los síntomas funcionales y la patología de cada diátesis.

En general estos esquemas tienen una apariencia muy rígida y dan poca idea de dinamismo en la clínica, que se caracteriza precisamente por su movilidad y evolutividad.

Para evitar que las diátesis sean consideradas bajo este aspecto inmutable y estático hemos introducido algunas modificaciones en la didáctica común a la mayoría de los textos que conocemos.

En primer lugar, analizaremos individualmente cada una de las diátesis poniendo especial énfasis en un estudio detallado del comportamiento en cada una de ellas, pero también interrelacionándolos y comparándolos entre sí. En esta primera fase el estudio de los síntomas funcionales y de la patología será somero y sólo intentará dar una perspectiva general.

En una segunda fase hemos agrupado todos los comportamientos físicos, por un lado, todos los comportamientos intelectuales y todos los comportamientos psicológicos, de forma resumida, ya que han sido estudiados anteriormente con detalle.

Por otro lado, hemos agrupado toda la clínica de las diferentes diátesis en apartados como: respiratorio, digestivo, endocrino, etc. Y es aquí donde se encontrará el estudio detallado de cada síntoma o patología que antes habíamos sobrevolado para darnos simplemente una idea de conjunto.

Esto tiene, a nuestro juicio, la ventaja de estudiar las diátesis desde dos puntos de vista y facilitar la investigación clínica a la hora de intentar determinar a cuál pertenece el paciente. De ningún modo se puede utilizar sólo uno de los dos esquemas en esta investigación y será imprescindible recurrir a ambos.

En nuestra experiencia es más útil, al hacer la anamnesis, seguir el esquema presentado en la segunda parte, pues permite tener a la vista el conjunto de los comportamientos físicos cuando interrogamos sobre ellos, el conjunto de la patología respiratoria cuando el paciente nos la refiere, etc.

Una vez recogidos los datos es necesario pensar sobre ellos e intentar determinar dónde y en qué momento se encuentra el paciente, de dónde viene y hacia qué va, y para ello es indispensable recurrir a la primera clasificación.

A menudo será preciso, tras esta reflexión, volver a interrogar para aclarar las eventuales contradicciones que puedan planteársenos en esta nuestra primera investigación.

No hay que obstinarse pues en formular un juicio diagnóstico desde la primera sesión, ni tampoco debemos ocultar nuestras dudas al enfermo. Hay que atreverse a decir «No sé» y no pretender saberlo todo ni entenderlo todo. A menudo el enfermo agradece esta actitud especialmente porque no está acostumbrado a encontrarla.

De cualquier modo, hay que explicarle nuestras conclusiones poniendo siempre el acento sobre su provisionalidad e intentando que comprenda que el diagnóstico es más bien un proceso antes que una sentencia estática.

DIÁTESIS I ALÉRGICA O ARTRÍTICO ALÉRGICA: CARACTERÍSTICAS GENERALES

Se encuentra sobre todo en jóvenes y adolescentes.

Evoluciona en general hacia la diátesis III distónica, pero también puede hacerlo hacia la diátesis IV, bruscamente.

A pesar de su clínica variada y de la importancia de algunos de sus síntomas funcionales, esta diátesis es la expresión de una cierta juventud orgánica y dc una buena defensa contra la degeneración y la lesión. Puede prolongarse, sin embargo, hasta una edad avanzada siendo este caso objeto de un buen pronóstico, ya que indica una relativa integridad de las capacidades defensivas orgánicas.

Para Menetrier «esta diátesis es particularmente frecuente en los sujetos "civilizados" y de vida sedentaria. Parece haber una relación directa entre el modo de vida y las condiciones de autointoxicación modernas».

Al examinar el comportamiento del individuo artrítico-alérgico, veremos que cumple los requisitos de agresividad, hiperactividad, resistencia, etc., tan apreciados en los medios intelectuales y urbanos. No es de extrañar la afirmación de Menetrier, pues la influencia del medio sociocultural y económico debe ser considerable en la génesis de las diátesis.

El individuo de la diátesis I se caracteriza por el exceso de sus reacciones tanto en el plano del comportamiento como en el plano de los síntomas. A nivel del comportamiento, tenderá a ser excesivamente optimista, activo, agitado, agresivo, nervioso, excitable, etc. En el plano de los síntomas tenderá a reacciones defensivas excesivas ante agresiones mínimas (¿qué es si no la alergia?) y a manifestaciones sintomáticas agudas.

Este exceso en todos los órdenes tiene naturalmente sus peligros, el fundamental de los cuales es el agotamiento que a nivel de diátesis se traduce en el paso de la diátesis I a la III (envejecimiento acelerado), o de la diátesis I a la IV bruscamente (envejecimiento prematuro).

El alérgico es un individuo en lucha permanente contra las influencias del medio Y reacciona violentamente contra toda agresión ya sea psíquica o física. En esta continua confrontación puede vencer o bien hundirse brutalmente en la anergia.

Pasado un cierto límite de madurez, el alérgico puede prolongar su manteniendo su agresividad y su actividad, pero también está predispuesto más que cualquier otro a morir joven.

Comportamiento físico

Como ya hemos dicho, estos individuos se caracterizan por un comportamiento excesivo.

Son excesivamente resistentes. Nunca saben encontrar sus propios límites, lo que les lleva a excesos en todos los aspectos de la vida, a no moderarse y al agotamiento. Esto último se traducirá por un paso brusco a la diátesis IV o anérgica, como veremos al estudiar la evolución de las diferentes diátesis.

Tienden a ser hiperactivos, necesitan estar haciendo algo siempre, son emprendedores. Cuando esta tendencia no puede desarrollarse, debido por ejemplo a una vida sedentaria, experimentan una sensación de intoxicación y múltiples malestares ligados a la inactividad.

Su excesiva resistencia y tendencia a la hiperactividad les impide acostarse pronto, tienden a estar incluso más eufóricos por la noche, son «aves nocturnas». En consecuencia, por la mañana tienen dificultades para levantarse, presentando una astenia matinal que se disipa a medida que van entrando en acción. A veces presentan cefaleas al despertarse. La astenia matinal y la euforia nocturna son signos clave para establecer el diagnóstico de esta diátesis.

Los franceses dicen justamente que estas personas «no pueden acostarse ni levantarse». Estos individuos tienden a dejar para la noche los trabajos más interesantes o que requieren el máximo rendimiento, ya que saben que por la mañana los harían peor. Esto puede ser problemático en una vida convencional sometida a horarios iguales para todos, ya que todos no son iguales. Obligados a rendir a tempranas horas de la mañana después de haberse acostado tarde, estos individuos pueden evolucionar hacia situaciones de agotamiento. Para ellos lo ideal sería tener un trabajo de tarde noche y por la mañana desarrollar preferentemente actividades físicas y mecánicas. Si esto no es posible, y deben seguir un ritmo convencional, tenderán a padecer de insomnio, ya que necesitarán acostarse pronto para levantarse pronto y se forzarán a dormir en contra de su tendencia espontánea. Desde este punto de vista el insomnio aparece como una consecuencia de la confrontación entre la diátesis y la situación socioprofesional y no como una entidad clínica aislada. Es evidente que estos individuos más despejados durante la noche, si pueden desarrollar en este período actividades que exijan sus mejores capacidades, no se considerarán afectados de insomnio.

El insomnio sólo aparece, pues, cuando este individuo se obliga o es obligado por las circunstancias a acostarse pronto.

Estas personas tienden a salir por la noche, pues es el momento del día en el que se encuentran mejor, lo que también va en contra de los comportamientos sociales mayoritarios. Serán a menudo tachados de perezosos, ya que no quieren salir de la cama por la mañana y, sin embargo, por la noche siempre están dispuestos para irse de juerga. Como vemos, esto no es completamente cierto, pues suele tratarse de individuos que tienden a ser muy activos y que si tienen que trabajar por la noche lo hacen bien.

Estos individuos presentan una mayor defatigación tras el ejercicio físico que otros. Es sabido que el ejercicio físico compensa el exceso de trabajo intelectual, y que después de haberlo realizado casi todo el mundo se siente mejor. Este fenómeno alcanza en estos individuos su máxima intensidad pues se sienten más descansados y más despejados tras el ejercicio físico.

Cuando tienen que realizar un trabajo sedentario, tienden a moverse, se levantan, se sacuden, se estiran, hacen ejercicio y luego rinden mejor.

En los niños, esta hiperactividad y la mala tolerancia ante el sedentarismo le ocasionará problemas en la escuela, pues le costará permanecer quieto en los bancos de la clase.

Comportamiento intelectual

Intelectualmente, estos individuos suelen ser inestables e inconstantes y tienden fácilmente a la dispersión. Sus esfuerzos son discontinuos y suelen carecer de perseverancia. Los resultados de su trabajo tienden a ser más brillantes que sólidos. Su memoria es a veces insuficiente. De niño tuvo dificultades para aprender de memoria las lecciones, de mayor es el individuo que anota todo porque no puede fiarse de su memoria. Sin embargo, esta dificultad constitucional puede llevarle a desarrollar otros métodos de salir adelante y de paliar su memoria deficiente, como por ejemplo hacer buenos esquemas, sintetizar en un gráfico visual lo que debe retener.

Su capacidad de concentración está a tono con su comportamiento físico y suele ser buena. Pueden permanecer mucho tiempo concentrados en una actividad, a condición de que les interese.

Poseen un gran espíritu de iniciativa y una imperiosa necesidad de acción, que también se manifiesta a nivel intelectual.

Comportamiento psicológico

La excesividad de su comportamiento se manifiesta a nivel psicológico por un optimismo excesivo. Son las personas que ven siempre el lado bueno de la vida y que siempre se las arreglan para decir que «no hay mal que por bien no venga». Se adaptan a todo. Tienen una confianza excesiva en sí mismos. Suelen ser nerviosos, enérgicos, agitados, impetuosos, exaltados, incluso irritables y coléricos. En el límite, pueden presentar auténtica agresividad, que puede entonces alternar con períodos depresivos. La agresividad es una característica hipervalorada en la sociedad competitiva actual, al igual que la hiperactividad que estos individuos presentan, lo que puede llevarles a explotarlas al máximo con todos los riesgos de agotamiento y de senescencia prematura que esto comporta.

Los niños a menudo no soportan ninguna observación, ni aceptan ninguna crítica. El comportamiento agitado, tanto en el plano físico como en el intelectual, hace que tiendan a no adaptarse a los rígidos programas escolares, con todos los dramas familiares que esto implica.

A menudo estos individuos son también emotivos e impresionables, aunque estas características destacan menos, ocultas por la extroversión.

Síntomas de la Diátesis I

(Resumen. Ver detalle más adelante.)

— Migrañas oftálmicas y digestivas.

— Eczemas alérgicos.

— Urticaria.

— Asma alérgico.

— Rinitis de repetición.

— Coriza espasmódica.

— Hipertensión.

— Hipotensión.

— Inestabilidad cardiaca.

— Ángor o estados anginoides.

— Algias erráticas.

— Neuralgias esenciales.

— Artritis.

— Alteraciones digestivas de tipo hepático.

— Alteraciones intestinales colíticas derechas.

— Litiasis urinarias y vesiculares.

— Gota.

— Alteraciones urinarias.

— Alteraciones dentarias.

— Distiroidismos de tipo hiper.

— Fibromas.

— Dismenorreas.

— Reglas frecuentes y abundantes.

Patología de la Diátesis I
(Resumen)

— Hipertensión esencial.

— Artritis crónica.

— Litiasis vesiculares y renales.

— Asma crónico.

— Eczema crónico.

— Liquen plano.

— Durhing.

— Hipertiroidismo.

— Fibroma tumoral o hemorrágico.

Antecedentes familiares

Herencia artrítica con frecuencia clara. Destacan los fenómenos alérgicos en general: asma, eczema, migrañas, urticaria y el comportamiento característico que a menudo son evidentes desde la juventud.

DIÁTESIS II HIPOSTÉNICA O ARTROTUBERCULOSA: CARACTERÍSTICAS GENERALES

Esta diátesis se caracteriza especialmente por fatigabilidad, hipotonía y una predisposición a padecer enfermedades infecciosas pulmonares y rinofaríngeas, en primer plano de las cuales figura la tuberculosis. Comprende también un cierto número de desequilibrios cuya característica común es la hipotonía o hipostenia.

Es, como la anterior, una diátesis joven, que se manifiesta preferentemente en las primeras etapas de la vida: infancia, adolescencia, y a veces en el adulto. Tiende a estabilizarse si no origina patología tuberculosa, e incluso en ocasiones puede regresionar. El individuo llega a la vejez en estos casos bastante equilibrado. Dentro de su evolución, que veremos más adelante, destaquemos que es excepcional que lo haga hacia la anergia brutalmente, como puede ocurrir con la diátesis I.

Para Menetrier, «el hiposténico es a la vez fragilidad y reacción (en la medida en que se equilibra espontánea o terapéuticamente). Está esencialmente limitado en todas sus manifestaciones y se ve amenazado sobre todo en su adolescencia y en su juventud. Su comportamiento está ligado a una higiene de vida, a la medida de sus capacidades y a las posibilidades naturales o catalíticas de reequilibrio y de regulación. Representa uno de los ejemplos más demostrativos de diátesis y de una terapéutica reguladora que debe ser renovada a menudo.

» El síndrome no parece ser definitivo, si se juzga a partir de las frecuentes trasferencias de comportamiento hacia la actividad y el optimismo, La consecuencia de esta transferencia es a menudo un exceso de manifestaciones artríticas, que se equilibran con el tiempo.»

Comportamiento físico

Si la diátesis I se caracterizaba por su resistencia, esta se caracteriza, por lo contrario. El hipostenico es un individuo con una resistencia limitada, es fatigable especialmente en el terreno físico. Se cansa después de un ejercicio físico y no presenta la neta defatigación al esfuerzo que experimenta el individuo de la diátesis I. El de la diátesis II se defatiga sólo con el reposo.

La astenia crece a lo largo del día y es máxima por la noche, justo al contrario que el individuo alérgico. El individuo de la diátesis II tiende a levantarse pronto y no presenta la astenia matinal característica de la diátesis I, pero se va cansando a medida que pasa el día y tenderá a acostarse pronto.

Generalmente necesita más sueño que el de la diátesis I y también necesita vacaciones. Podríamos decir que lo que le sucede a lo largo del día también le sucede a lo largo del año. Es el individuo que al cabo del año se encuentra cansado y siente la necesidad imperiosa de tomar unas vacaciones y descansar, al contrario que el de la diátesis I, que suele no experimentar esta necesidad y si toma vacaciones no será para reposar sino para seguir con otra actividad.

Después del reposo o de las vacaciones, encuentra otra vez el vigor y su humor mejora. Por eso este individuo, si llega a conocerse, economiza sus fuerzas y organiza cuidadosamente sus períodos de reposo.

A medida que envejece, esta tendencia se acentúa y, si ha aprendido a organizarse sabiamente el descanso y el reposo en el día y en el año, si lleva una vida tranquila y calmada, ordenada y regular, puede llegar a estabilizarse y tener una vejez bastante equilibrada.

El niño hiposténico se distingue claramente del niño alérgico. No estará siempre moviéndose, ni será tan turbulento como el de la diátesis I. Jugará preferentemente acostado o sentado y preferirá juegos tranquilos a los juegos violentos que hacen las delicias del niño alérgico. Al volver de clase o de un paseo largo no seguirá correteando, sino que se echará, permaneciendo tranquilo. No tendrá problemas para irse a la cama, sino que incluso lo pedirá él.

Puede haber algunos casos en los que una falsa astenia matinal enmascare la fatiga crónica del hiposténico en vías de evolución regresiva de defensa artrítica.

Comportamiento intelectual

Desde la infancia, el niño hiposténico tiene una mala capacidad para concentrarse y para fijar la atención. Esto no es más que la traducción intelectual de su fatigabilidad general. Suele ser el escolar distraído, que no atiende; al cabo de un cierto tiemP0 «está en la luna».

Después de las vacaciones obtiene mejores resultados que al final del año. En las primeras horas de la mañana atiende mejor que al final del día. Por la tarde, al final del trimestre y al final del año, ya «no da pie con bola».

En el límite puede presentar síntomas disléxicos, sus capacidades intelectuales pueden limitarse e incluso encerrarse en una inatención crónica y una cierta impotencia de expresión.

Esta diátesis se caracteriza por un comportamiento calmado, ponderado, ordenado, equilibrado. El sujeto es bastante metódico, a pesar de su dificultad para concentrarse, razona fríamente y habla sólo de lo que le interesa. Puede tener una cierta fuerza interior que le permite funcionar de forma continua, a pesar de su falta de resistencia.

Si sabe equilibrarse, más tarde estará dotado de un conocimiento profundo más que de una inteligencia brillante.

Comportamiento psicológico

Tiene tendencia al pesimismo en contraste con el optimismo del individuo de la diátesis I. Suele pensar antes en el lado malo de las cosas, «las desgracias nunca vienen solas». Suele tender a la melancolía y a la tristeza.

En el límite del pesimismo puede llegar a la demencia precoz.

Se inclina hacia la reflexión, y suele pensarse más las cosas que el individuo de la diátesis I, que es más impulsivo y más dado a la aventura.

La tendencia a la melancolía y a la tristeza concuerda con la patología pulmonar a la que están predispuestos y especialmente con la tuberculosis. En efecto, está muy claro que la tuberculosis produce un temperamento triste y también que una tristeza mantenida predispone a la tuberculosis.

A pesar de su naturaleza calmada y comedida, puede volverse nervioso, gruñón, irritable o caprichoso cuando está fatigado. Es decir, que está de peor humor al final del día y antes de las vacaciones, en contraste con el individuo de la diátesis I, cuyo humor es peor al levantarse por la mañana.

Puede haber nerviosismo y excitabilidad en hiposténicos que reaccionan contra su pesimismo y su fatiga, que no hay que confundir con los que presenta el individuo de la diátesis I.

En contraste con el apasionamiento del artrítico alérgico, el hiposténico reacciona con una cierta indiferencia ante los sucesos exteriores. Dan la impresión de no apasionarse nunca por nada, de no estar nunca verdaderamente motivados.

Síntomas de la Diátesis II

(Resumen)

— Sensibilidad respiratoria especialmente bronquial y pulmonar.

— Sinusitis.

— Otitis.

— Rinofaringitis.

— Traqueítis.

— Bronquitis de repetición.

— Asma no alérgico.

— Reacciones serosas: pleuritis y afecciones peritoneales.

— Enterocolitis izquierdas y sigmoideas con alternancia de diarrea y estreñimiento.

— Cistitis ligeras, recidivantes.

— Distiroidismos de tipo hipo.

— Dismenorreas de tipo hipo.

— Disfuncionamientos del sistema retículo endotelial. Anemia y leucopenia.

— Retrasos del desarrollo infantil. Criptorquídeas.

— Laxitud ligamentaria.

— Osificación retardada.

— Alteraciones de la estática vertebral.

— Enuresis.

— Manifestaciones artríticas bastardas: asma, cefaleas, urticaria, eccema, artritis.

— Prúrigo.

— Eritema nudoso y polimorfo.

— Acné.

— Psoriasis.

Patología de la Diátesis II
(Resumen)

— Tuberculosos en todas sus formas y localizaciones.

— Reumatismos progresivos deformantes, anquilosantes, poco dolorosos.

— Asma crónico bronquial enfisematoso.

— Enfisema.

— Colitis izquierdas y sigmoideas.

— Úlceras duodenales.

Antecedentes familiares

La herencia, en este caso, es menos constante que en la diátesis I. Pueden darse cruzamientos entre la tendencia artrotuberculosa y la tendencia alérgica. La fragilidad respiratoria y el comportamiento hiposténico son las características que más destacan desde el punto de vista hereditario aparte de la tuberculosis.

DIÁTESIS III DISTÓNICA O NEUROARTRÍTICA

Al contrario que las dos primeras diátesis (I y II, diátesis jóvenes), la diátesis III rara vez es constitucional. Lo más frecuente es que aparezca como una evolución de la diátesis I en la vida del sujeto. La otra denominación de la diátesis distónica —neuroartrítica—, indica esta evolución a partir de la diátesis artrítica-alérgica, pero señala también la participación del sistema neurovegetativo.

Los individuos de la diátesis III experimentan una evolución hacia la disminución de la vitalidad y la senescencia. Sienten que se hacen viejos, que ya no es como antes.

Cuando constituye una evolución de la diátesis I suele manifestarse en la edad adulta hacia los 50 años.

Menos frecuentemente puede tratarse de una evolución a partir de la diátesis II, y en este caso se suele caracterizar por alteraciones duodenales y por artrosis.

Esta diátesis se caracteriza al principio por la aparición de alteraciones neurovegetativas, circulatorias y eliminatorias, que en una primera fase son funciones, pero que pueden evolucionar hacia lo lesional y patológico, dando lugar a esclerosis, afecciones orgánicas y degenerativas.

En consecuencia, es de la mayor importancia identificar el paso de una de las dos diátesis jóvenes hacia la diátesis distónica antes de que se produzca una patología evolucionada que sería inaccesible a la terapéutica catalítica. En este sentido, puede decirse que, empleados a tiempos, los oligoelementos pueden actuar preventivamente sobre disfunciones que, probablemente abandonadas a su evolución, acabarían en esclerosis, uremia, arteritis y cancerización. En los antecedentes encontramos casos de cáncer, lo que concuerda, según Menetrier, con la «impresión clínica de tener que vérnoslas con preneoplásicos en los casos evolucionados. ... Esta diátesis podría ser momento decisivo en el conocimiento y el estudio del envejecimiento orgánico Y sus causas artificiales».

Comportamiento físico

Como hemos dicho, suele ser una evolución de la diátesis I y por lo tanto el sujeto presenta la clásica astenia matinal, con la particularidad de que aquí la astenia ya no es lamente matinal, sino que tiende a prolongarse durante todo el día. Si el individuo de la di tesis I se defatigaba a medida que avanzaba el día y con el esfuerzo, aquí esto es menos neto.

Otra característica de la astenia de la diátesis III es la de presentar agravaciones periódicas. Se suele notar más antes de las comidas, pero también al final de la tarde, como sucedía en el caso de los individuos de la diátesis II. También aquí hay una fatigabilidad progresiva que crece a lo largo del día, pero que no se recupera con el reposo.

A pesar de esta mezcla de características, que hacen más difícil el diagnóstico que en las dos diátesis precedentes, cuando esta diátesis es secundaria nos encontramos siempre con que, el individuo manifiesta una disminución del dinamismo que ya no es como antes, que ya no se recupera tan bien como antes.

Esta astenia se manifiesta especialmente en los miembros inferiores, con sensaciones de laxitud y disestesias diversas, etc.

Los individuos de la diátesis III pueden presentar astenia matinal y euforia nocturna como los de la I, enmascarando así la fatigabilidad progresiva de la tarde. Asimismo, pueden presentar una antigua fatigabilidad crónica que nos confunda con la que experimentan los individuos de la diátesis II.

Comportamiento intelectual

Destaca una afectación de la memoria, que en algunos casos presenta pérdidas temporales e incluso desaparición de la misma. Hay un descenso de la memoria acompañado a veces de eclipses de ella.

Si la diátesis avanza, el sujeto presenta estados de verdadera obnubilación sobre los recuerdos inmediatos especialmente, que deben hacernos sospechar una transición hacia la anergia o diátesis IV.

Hay que diferenciar estas alteraciones intelectuales de las simples dificultades para memorizar de los individuos de la diátesis I, o de las simples alteraciones de la atención que presentan los individuos de la diátesis II.

Comportamiento psicológico

Lo que más destaca en estos pacientes es la aparición de angustia y ansiedad, a menudo ligadas a ese envejecimiento, a esa astenia insuperable, a esa pérdida de la memoria...

El nerviosismo y la emotividad especialmente, también son síntomas orientativos hacia esta diátesis.

Puede aparecer también depresión y melancolía, pero sin obsesiones de muerte como en la diátesis IV. En la mujer, este estado suele coincidir con la menopausia.

Si las crisis ansiosas, las angustias periódicas y la depresión se acentúan, hay que pensar en una evolución hacia la diátesis IV.

Respecto al sueño, suele alterarse y ser mediocre. Frecuentemente nos relatan que ya no duermen tan bien como antes.

Hay que diferenciar la ansiedad típica de estos pacientes con el nerviosismo y la emotividad de los pertenecientes a la diátesis I y con el pesimismo de los de la diátesis II.

Síntomas de la Diátesis III
(Resumen)

— Distonias vagosimpáticas, especialmente con simpaticotonia.

— Alteraciones circulatorias de los miembros inferiores.

— Esbozos de signos arteríticos.

— Cefaleas difusas.

— Disestesias cefálicas y occipitales.

— Alteraciones digestivas prepandriales. Gastralgias.

— Espasmos asplácnicos, epigástricos y mediastínicos.

— Abombamiento abdominal.

— Colitis derechas espasmódicas.

— Alteraciones de la tensión arterial con supramáximas.

— Urticarias y eczemas crónicos.

— Edema de Quinque.

— Liquen plano.

— Enfermedad de Durhing.

— Artrosis.

— Estados gotosos.

— Oliguria relativa.

— Alteraciones pre y paramenopáusicas.

— Impotencia, indiferencia sexual.

— Hemorroides.

— Congestiones pélvicas.

Patología de la Diátesis III
(Resumen)

— Coronaritis.

— Infarto de miocardio.

— Arteritis.

— Aortitis.

— Accidentes vasculares trombóticos.

— Esclerosis vascular.

— Uremia.

— Nefritis crónica.

— Úlceras digestivas, especialmente duodenales.

— Artrosis dolorosas, deformantes, evolutivas.

— Esclerodermia.

— Enfermedad de Durhing.

— Enfermedad de Paget.

— Cancerosis.

DIÁTESIS ANÉRGICA

La diátesis anérgica es la diátesis más vieja de todas. Pocas veces nos encontramos con un niño anérgico, pues esta diátesis rara vez es constitucional. Pero podemos encontrarla en cualquier época de la vida.

En general, constituye una evolución de las diátesis precedentemente vistas. Evolución que puede ser brusca o lenta, pero que, en cualquier caso, es grave.

Menetrier insiste en que esta diátesis pone en cuestión la mayor parte de las causas de desequilibrio y de envejecimiento artificial del organismo vivo, y plantea el problema de las enfermedades de civilización.

El terapeuta debe prestar la máxima atención a la evolución de la clínica, para detectar el paso a esta diátesis, que representa los máximos peligros para la vida del paciente.

La clínica anérgica se caracteriza por la atonía en todos los niveles. Hay una ausencia de reacción, una pasividad generalizada, un vacío dc la capacidad de lucha, tanto en el plano de las agresiones externas (como las infecciosas), como en el plano de las internas (shocks psíquicos). Es una especie de entropía clínica.

A pesar de la aparente gravedad de las manifestaciones anérgicas, con mucha frecuencia seguimos en el terreno de lo funcional.

El individuo entra en un estado anérgico a consecuencia de un episodio infeccioso no resuelto, frecuentemente machacado con dosis masivas de antibióticos. O bien es el individuo que se hunde tras un shock moral, tras múltiples preocupaciones, dificultades y desgracias.

Es el niño frágil y enfermizo que lo coge todo, que suele tener fiebres inexplicadas.

Es el paciente que llega con un voluminoso dossier que traduce su peregrinación y por qué múltiples ha reaccionado especialistas poco que o nada no han a los encontrado tratamientos ninguna propuestos. causa Es orgánica precisamente a sus males esta falta de reacción una característica de la anergia.

Menetrier concluye: *«Todos los síntomas de la diátesis aparentemente aberrantes o contradictorios parecen unirse en una afectación aguda o crónica de la vitalidad. Ya se trate de formas anérgicas, de infecciones agudas o recidivantes, de reumatismos evolutivos, de cánceres o de desórdenes psíquicos, tienen en común un carácter evolutivo, una especie de finalidad destructora. La diátesis se caracteriza por la inca-*

pacidad reaccional y la deficiencia artificial o progresiva de las defensas orgánicas».

Comportamiento físico

La característica fundamental de esta diátesis es una disminución clara de la vitalidad, un aumento de la astenia, cualquiera que sea el tipo de la misma que predominase antes, ya sea rápida o lentamente.

En el caso poco frecuente de que la anergia sea constitucional, el niño presenta una falta de vitalidad acusada.

En el caso de que sea consecuencia de una evolución a partir de alguna diátesis más joven, la situación más espectacular y clara consiste en el paso del comportamiento hiperactivo de la diátesis I con su característica resistencia física a la anergia.

Evidentemente, este salto será menos claro en el caso de un individuo que parte de la diátesis II, ya de por sí con una predisposición a la astenia, que en un individuo situado en la diátesis III, que será más difícil diagnosticar.

En la astenia del anérgico hay una abulia física, reflejo de la atonía que estos pacientes presentan en todos los demás planos de la existencia. La astenia se prolonga a lo largo de todo el día, aunque a menudo puede haber períodos de intermitencia con euforia y agresividad, que los pacientes describen como un cierto frenado.

También puede exacerbarse en las horas que preceden a las comidas, con sensación de hambre e hipoglucemia, como en la diátesis V.

El individuo anérgico está cansado todo el día, no tiene fuerzas ni energía, ni empuje vital, ni valor. Está cansado desde que se levanta y sigue estándolo a lo largo de todo el día. Por la noche quiere acostarse pronto, pero, aunque lo haga, frecuentemente no consigue dormir.

Hay que tener cuidado en no pasar por alto esta astenia global enmascarada por la Persistencia de una astenia matinal y de fases de excitación (diátesis I) o por la fatigabilidad (diátesis III).

Comportamiento intelectual

Hay alteraciones importantes de la memoria y de la capacidad de concentración con aparición de períodos de obnubilación y de confusión.

El individuo dice que ya no tiene memoria, que se le olvida todo, que está confuso Incluso pensar le cuesta y a veces le resulta imposible.

La lectura ya no le interesa, ni se concentra, ni coordina sus ideas, ni se acuerda lo que ha leído.

La atonía se traduce a este nivel por una inercia del intelecto, por una indiferencia hacia temas que antes le interesaban, en el caso de que este estado sea secundario. El individuo aparece resignado y abúlico.

Como en el caso del comportamiento físico, el paso a la anergia es particularmente evidente cuando se da desde la diátesis I, caracterizada por su dinamismo.

Esta impotencia intelectual es a veces difícil de percibir cuando sucede a las dificultades que experimenta el distónico (diátesis III).

Comportamiento psicológico

La atonía se traduce nivel psicológico por un desinterés por la vida en general. El individuo anérgico puede estar asqueado, decepcionado de la existencia, indiferente incluso tener ideas de muerte y de suicidio, deseando acabar lo más pronto posible y manifestando en los casos graves una auténtica obsesión suicida.

Este sentimiento puede ser racionalizado y el individuo dice que la vida no vale la pena, que es triste, dura, idiota, pesada, etc.

El anérgico ha perdido el sentido de cualquier actividad, desea retirarse, dimitir. renunciar, descansar de una vez y si no lo hace es porque (nueva racionalización) tiene que ocuparse de su deber, familia, de su negocio o de lo que sea, pero no porque encuentre un sentido a su actividad, ni a la vida en general.

El anérgico soporta la vida, pero no se complace en ella, se limita a sufrirla. Suele estar sumido en una depresión melancólica.

Este sentimiento de abulia generalizado puede estar interrumpido por períodos de agresividad y de rebelión o de ansiedad y de angustia. El comportamiento psicológico mórbido de esta diátesis puede no ser evidente de entrada si el individuo presenta aún períodos de exaltación y de optimismo agresivo (diátesis I) o de ansiedad (diátesis III). La sensación de senescencia se añade a la de envejecimiento.

Su sueño es irregular, con insomnios y pesadillas.

Como ya hemos dicho, es poco frecuente que esta diátesis se dé en la infancia. En este caso los niños hablan poco, hablan de muerte, de cosas tristes, de entierros prefieren estar solos, nunca se enfadan, son demasiado buenos, casi no juegan.

Síntomas de la Diátesis IV

(Resumen)

Los síntomas en esta diátesis, la más evolucionada de todas, son excepcionales. Un aspecto característico observable en todos los casos es la resistencia a los tratamientos convencionales y el volumen del dossier médico.

— Infecciones agudas o subagudas recidivantes, especialmente estafilococias repetición.

— Otitis.

— Anginas.

— Cistitis.

— Osteomielitis.

— Reumatismo articular agudo.

— Afecciones víricas.

— Accesos de temperatura inexplicados.

Patología de la Diátesis IV
(Resumen)

— Anergia.

— Disminución de la capacidad defensiva frente a la infección.

— Primo infección ganglionar, pulmonar o cutánea, especialmente en la infancia y en la adolescencia.

— Tuberculosis esencial anérgica de evolución rápida, con tendencia a generalizarse y resistente a los tratamientos.

— Reumatismo crónico evolutivo grave.

— Reumatismo articular agudo.

— Afectaciones linfáticas como la enfermedad de Hodgkin.

— Afectaciones reticulo-endoteliales, tipo leucemia.

— Degeneraciones tisulares.

— Cáncer.

— Depresión melancólica.

— Obsesión suicida.

— Fenómenos de envejecimiento global orgánico irreductible.

DIÁTESIS V: SÍNDROME DE DESADAHACIÓN

No se trata nunca de una diátesis constitucional, sino de una diátesis que se añade en determinados momentos de la vida a las diátesis básicas, es decir a la I, a la II y excepcionalmente a la III.

Corresponde bastante bien con lo que Selye ha denominado como síndrome general de adaptación, o síndrome de stress.

Se caracteriza por alteraciones funcionales fundamentalmente endocrinas y especialmente hipofisarias. Menetrier insiste en que las alteraciones de esta diátesis son exclusivamente funcionales y que, en la fase lesional, no deberían emplearse sus correctores, especialmente el Zn, Cu, pues correríamos el riesgo de agravar un proceso degenerativo o proliferativo.

Este síndrome, al añadirse a las otras diátesis, es particularmente difícil de diagnosticar, enmascarando, además, sus síntomas y su evolución. Pero también puede presentarse aislado.

El cuadro; sin embargo, está dominado por la aparición de disfuncionamientos endocrinos. Estos originan frecuentemente terapéuticas sustitutivas, que corren el riesgo de paralizar las funciones implicadas.

Las alteraciones endocrinas son fundamentalmente de tipo hipofisario y genital, en particular acompañadas de indiferencia sexual o bien hipofiso-pancreáticas.

Es el único síndrome que posee dos catalizadores. El empleo de uno o de otro viene determinado por la clínica. Cuando se trata de un síndrome endocrino complejo, se utiliza el Zn, Cu, y cuando se trata de un síndrome endocrino con especial acento en la disrregulación hipófisis-páncreas, se utiliza el Zn, Ni, Co.

Comportamiento físico

Se caracteriza esta astenia por su periodicidad, con accesos bruscos y efímeros con sensación de vacío cerebral.

En estos casos, la fatiga intelectual y física imposibilita al sujeto para actuar o para concentrarse.

Esta astenia puede no tener un horario particular o bien ser claramente prepandrial, acompañada de sensación acusada de hambre.

Esta sensación evoca naturalmente la hipoglucemia, e incluso algunos de estos pacientes pueden contarnos que experimentan un cierto desfallecimiento, sudores fríos, que ceden al comer algo. Pero también puede estar relacionada con la hiperglucemia. De cualquier forma, está ligado a un disfuncionamiento pancreático.

En los casos en que la astenia es de origen polihormonal, no tiene un horario definido.

En los casos en que la astenia tiene un origen hipófisis—páncreas. se acompaña de hambre hacia las 10 u 11 de la mañana y hacia las 5 o 6 de la tarde. Hay que precisar que esto se refiere al horario francés en el que se come sobre las 12 y se cena sobre las 7. Traducido a nuestro país habría que adelantarlo por lo menos una hora, dependiendo de los hábitos de cada uno. El hambre se destaca por su intensidad y por ir acompañado de la sensación de vacío precedentemente descrita. Estos sujetos, como los ulcerosos, se encuentran peor antes de comer, pero en este caso el hambre es doloroso. Muchos de ellos han observado que comer algo hacía desaparecer estas molestias. Después de comer se encuentran también mal, pues sus digestiones son pesadas y lentas.

En los casos de astenia sin horario preciso de origen polihormonal, los sujetos tienen tendencia a caer en un estado-letárgico en el curso de enfermedades infecciosas. Estos individuos presentan hipotermia o hipertermia, lo que evoca el origen hipotalámico y diencefálico del cuadro.

La bulimia debe orientarnos a buscar un síndrome pancreático y no pensar linealmente gente que come mucho se vuelve diabética, lo cual es cierto, pero sólo en parte. También lo es que hay individuos bulímicos porque sus funciones pancreático— hipofisarias están alteradas. Buen ejemplo de ello serán las bulimias que sobrevienen tras una situación de stress, shock psicoemotivo, operaciones quirúrgicas, partos obesidades neuropsíquicas.

Comportamiento intelectual

Los episodios psíquicos de astenia se acompañan de vacuidad de las capacidades mentales e intelectuales, obnubilación, imposibilidad para concentrarse. etcétera.

Los individuos con disfuncionamiento pancreático se encontrarán somnolientos tras la comida y experimentarán otro tipo de incapacidad intelectual, debido a digestiones frecuentemente pesadas y lentas. El retraso intelectual aparece ligado o asociado a un síndrome polihormonal.

Comportamiento psicológico

Los accesos asténicos pueden acompañarse de episodios depresivos melancólicos o abúlicos.

Hemos visto que la bulimia característica puede tener un origen psíquico tras situaciones de stress.

De cualquier modo, resalta el aspecto cíclico de las manifestaciones clínicas y la ausencia de patología orgánica, propia de esta diátesis.

Síntomas de la Diátesis V
(Resumen)

— Disfuncionamientos endocrinos en general, especialmente alteraciones hipófisis —genitales e hipófisis— suprarrenales.

— Retrasos del desarrollo general y local.

— Criptorquídeas.

— Enuresis esenciales.

— Indiferencias e impotencias sexuales.

— Síndromes prostáticos funcionales.

— Disfuncionamientos hipófisis - páncreas.

— Colitis derechas.

— Abombamientos.

— Diabetes.

— Síndrome adiposo genital.

— Pseudomongolismo.

— Alteraciones de las faneras.

— Calvicie total.

— Alteraciones cutáneas atípicas.

Patología de la Diátesis IV
No existe auténtica patología en esta diátesis que se mantiene en el marco de los trastornos funcionales.

ESTUDIO INTEGRADO DE LA SEMIOLOGÍA DE LAS DIÁTESIS

El trabajo que sigue no considera la diferencia entre síntomas funcionales y patología orgánica. Para establecer esta diferencia hay que reportarse al estudio de cada diátesis realizado anteriormente.

El análisis de los comportamientos psicofísicos es un resumen del ya dado. Por el contrario, la semiología clasificada por sistemas está más desarrollada que en el apartado anterior. De todos modos, será completada en el siguiente trabajo.

COMPORTAMIENTO FÍSICO (Resumen)

DIÁTESIS I ARTRÍTICO ALÉRGICA (RESUMEN)

— Astenia matinal que desaparece tras el esfuerzo.

— Necesidad de actividad.

— La vida sedentaria le produce alteraciones múltiples y una sensación de intoxicación.

— A veces presenta dolores de cabeza al despertarse.

— Mala tolerancia al reposo que le produce una especie de inhibición. Euforia nocturna y dificultad para dormirse.

DIÁTESIS II HIPOSTÉNICA ARTROTUBERCULOSA

— Fatigable.

— Resistencia física limitada.

— La astenia crece con la progresión de la jornada o con el esfuerzo.

— La fatiga cede con la relajación y con el reposo.

— Necesita mucho sueño y vacaciones.

— Economiza sus fuerzas y organiza a menudo sus períodos de reposo. Esta tendencia se acentúa con la edad

DIÁTESIS III NEUROARTRíTICA DISTÓNICA

— Asténico, pero no sólo por la mañana, sino también a menudo durante el día.

— La astenia se exacerba cíclicamente.

— La desfatigación con el esfuerzo es menos neta que en la I; a veces también tiene ciclos.

— La fatigabilidad progresiva es particularmente neta en los miembros inferiores y se acompaña de laxitud, de piernas. El sueño es mediocre.

DIÁTESIS IV ANÉRGICA

— Disminución en la vitalidad cualquiera que sea el tipo inicial de astenia.

— Es más acentuada en los I que pasan de la euforia física a la depresión.

— En los II es menos evidente, se agrava progresivamente y puede llegar a la abulia física.

— La astenia global se extiende durante todo el día, pero a menudo es intermitente con períodos de euforia y agresividad.

— El sueño es irregular, con insomnios y pesadillas.

DIÁTESIS V: SÍNDROME DE DESADAPTACIÓN

— Astenia periódica, accesos bruscos y efímeros sin horario especial o bien astenia cíclica y hambre hacia las 13 h. y las 20 h, es decir, hipoglucemia.

COMPORTAMIENTO INTELECTUAL
(Resumen)

DIATESIS I

— Intelectualmente inestable, inconstante.

— Memoria a veces insuficiente.

— Esfuerzos discontinuos y resultados a menudo más brillantes que sólidos.

DIÁTESIS II

— Dificultad para concentrarse y para fijar su atención; en la juventud y en la adolescencia, tipo escolar distraído, no atento.

— Puede llegar a ver sus capacidades intelectuales limitadas por una falta de atención crónica y una cierta impotencia en la expresión.

— Más tarde parecerá más dotado de un conocimiento profundo que de una inteligencia brillante.

DIÁTESIS III

— Afectación de la memoria con pérdidas temporales e incluso desaparición de la misma.

— En un estadio más avanzado puede obnubilarse, lo que evoca el paso al estado anérgico.

DIÁTESIS IV

— Las alteraciones de la memoria y de la concentración evolucionan hacia la obnubilación y la confusión con fases de regresión y de alternancia.

DIÁTESIS V

— Los accesos asténicos se acompañan de depresión, de vacíos temporales de la inteligencia y de todas las capacidades intelectuales.

COMPORTAMIENTO PSICOLÓGICO (Resumen)

DIÁTESIS I

— Optimista, nervioso, irritable y, a menudo, emotivo.

— Generalmente activo, incluso agitado.

— En el límite puede presentar auténtica agresividad, que puede alternar con períodos depresivos que hacen pensar en un esbozo de anergia.

DIÁTESIS II

— Pesimista o, al menos. más inclinado a la reflexión que a la aventura y a la iniciativa.

— En el límite este pesimismo puede alcanzar la abulia y la demencia precoz.

— Naturaleza calmada y comedida, pero puede volverse nervioso e irritable por reacción contra un exceso de tendencias depresivas, un sentimiento de limitación y de fatigabilidad.

DIÁTESIS III

— Ante todo, ansioso, nervioso, emotivo y angustiado, incluso depresivo o melancólico (sin obsesiones de muerte).

— Puede presentar crisis ansiosas y angustias periódicas que se encuentran en el límite de lo patológico y anuncian la aparición de la anergia psíquica.

DIÁTESIS IV

— Todos los grados de asco por la existencia, desde la indiferencia al deseo de muerte. Es el síntoma capital del estado IV.

— Sentimiento de existencia absurda, de las actividades y los esfuerzos inútiles.

— Deseo de dimitir, de reposar, e incluso, de desaparecer.

— Abulia general entrecortada por períodos de rebelión, de agresividad, de ansiedad y de angustia.

— Este estado es particularmente frecuente en los ambientes técnicos e intelectuales de hoy, en las personas sobrecargadas de trabajo.

— Puede ser latente, ser antiguo y despertado por los múltiples traumatismos psíquicos de la vida moderna.

— En ocasiones, puede explicarse por una afección antigua no diagnosticada, infecciosa o tóxica.

DIÁTESIS V

— Los accesos depresivos, característicos de esta diátesis, pueden provocar temporalmente un estado melancólico y abúlico.

— Estos episodios asténicos se añaden generalmente a las manifestaciones ya vistas de los comportamientos anteriores exagerándolos y, en ocasiones, dominándolos.

— No es raro observar el síndrome aislado; se trata entonces de estados endocrinos que es preciso buscar.

RESPIRATORIO

DIÁTESIS I

— Asma alérgico esencial. Cursa con accesos periódicos agudos o subagudos, nocturno o postpandrial. Crisis netas, violentas, espaciadas, alérgicas, separadas por períodos donde el individuo se encuentra bien, con integridad de su función pulmonar. El espaciamiento de las crisis puede ser circadiano o anual incluso. En el primer caso, el sujeto se encuentra peor durante la noche, mientras que durante el día respira normalmente. En la exploración auscultatoria no se aprecian estertores o sólo moderadamente. Esto mismo puede suceder durante períodos de meses. A menudo existe una relación entre las crisis y determinadas estaciones, siendo las peores para el paciente la primavera y el otoño.

— Este asma está influenciado por otros factores, como los lugares o climas, cambios de régimen, olores, polvos, etc. Se le unen estados asmatiformes y el fenómeno de disnea de esfuerzo.

— Este tipo de asma es fácilmente diferenciable del asma que padecen los individuos artroinfecciosos de la diátesis siguiente.

— Este tipo de asma puede sobrepasar la alteración funcional para entrar en el terreno de lo patológico, cronificándose. En este caso, las características anteriormente citadas pueden tender a difuminarse, aunque suele conservar el carácter de agravación nocturna. De todos modos, una anamnesis cuidadosa insistiendo en las características iniciales del proceso asmático, permite centrar con precisión el diagnóstico correcto.

— Rinitis de repetición alérgicas. Coriza espasmódica.

— Las corizas frecuentes constituyen a menudo el inicio del asma alérgico, aunque éste puede iniciarse también bruscamente.

— Fiebre del heno sin contexto pulmonar.

— Sensibilidad de vías respiratorias en general.

DIÁTESIS II

— Sensibilidad respiratoria de tipo bronquítico y pulmonar que suele acompañarse de fragilidad respiratoria general, afectando también la esfera otorrinolaringológica.

— Asma bronquial de tipo infeccioso. Al contrario que el asma alérgico que se da predominantemente en los individuos pertenecientes a la diátesis I, este tipo de asma no se verá influenciado por el clima, ni por la localización geográfica del sujeto, ni por las estaciones del año, ni por las horas del día, ni tampoco por el resto de los factores mencionados anteriormente, que modifican la evolución del asma alérgico. Del mismo modo, aquí las crisis son menos netas que en el asma alérgico y a menudo los síntomas respiratorios son constantes, sin períodos asintomáticos. En los antecedentes personales del sujeto encontramos frecuentemente toda una serie de episodios infecciosos frecuentes de la función respiratoria u otorrinolaringológica que precedieron a la aparición del asma. Esto último es tan característico que hablamos de asma infeccioso, aunque evidentemente no se trata de etiología, lo que quiere decir que este tipo de asma aparece en un terreno fragilizado y predispuesto por los repetidos episodios infecciosos que ha padecido el sujeto. Bronquitis.

— Enfisema secundario a las bronquitis crónicas o al asma.

— Reacciones de las serosas como pleuritis secas y líquidas, paquipleuritis residuales. Tosferina.

— Tuberculosis en todas sus formas y localizaciones. Recidivantes, asteniantes, crónicas, esclerosas, alérgicas, ulcerosas y fibrosas. La tuberculosis se considera un signo patognomónico para determinar la pertenencia de un individuo a la diátesis II. A menudo existe un estado pretuberculoso sin signos clínicos, pero con síntomas que hacen sospecharlo. El hecho de que haya tuberculosis en los antecedentes familiares implica una predisposición a padecerla, pues este terreno sería uno de los más transmisibles.

— Las características generales de la tuberculosis son: su localización, la tendencia a la mejoría terapéutica y a las recaídas, la persistencia en los períodos de estabilización de una astenia crónica y de numerosos síntomas funcionales ya vistos. En el curso de la evolución tuberculosa aparecen síntomas artríticos que incluso pueden dominar el cuadro clínico. En la anamnesis deben aparecer manifestaciones concomitantes del síndrome,' un pasado clínico artrotuberculoso caracterizado por la clínica descrita anteriormente en el estudio sintético de esta diátesis.

— El hiposténico puede presentar otras manifestaciones alérgicas, aparte del asma. pero siempre sobre un fondo de fragilidad respiratoria.

DIÁTESIS III

— Enfisema.

— Asma cardiaco.

— Procesos degenerativos pulmonares sobre un terreno crónico de bronquitis.

DIÁTESIS IV

— Tuberculosis esencial anérgica sin antecedentes, evolucionando rápidamente con tendencia a las diseminaciones locales o generales, y poco influenciada por las terapéuticas habituales.

— Afecciones víricas respiratorias.

DIGESTIVO

DIÁTESIS I

— Alteraciones digestivas de tipo hepático: hepatismo de tipo migrañoso o asténico con náuseas matinales, digestiones difíciles, vómitos biliares.

— Alteraciones intestinales de tipo colitis derecha. Litiasis vesicular.

DIÁTESIS II

— Afectaciones peritoneales que traducen la particular tendencia de estos individuos a padecer enfermedades serosas.

— Alteraciones digestivas de tipo duodenal más que gástrico.

— Enterocolitis de tipo izquierdo (que pueden tener un carácter falsamente hepático).

— Sigmoiditis con alternancia de diarrea y estreñimiento.

— Úlceras duodenales. Espasmofilia.

DIÁTESIS III

— Alteraciones digestivas prepandriales calmadas por la ingesta.

— Alteraciones digestivas tardías de tipo duodenal. Gastralgias.

— Abombamiento abdominal.

— Enterocolitis

— Colitis derecha (espasmódica especialmente).

— Hemorroides.

— Congestiones pélvicas

— Úlceras gastroduodenales. Estas últimas más frecuentes. Alteraciones pancreáticas. Aerofagia, aerogastria.

— Espasmos asplácnicos, epigástricos

— Estas manifestaciones gastrointestinales pueden ser atribuidas al hígado erróneamente.

DIÁTESIS IV

— Hepatitis vírica.

— Otras enfermedades gastrointestinales víricas.

— Anorexia total en niños que no tienen ni sed ni hambre.

DIÁTESIS V

— Disfuncionamiento hipófisis-páncreas.

— Colitis derechas.

— Abombamientos abdominales.

— Dispepsia de origen pancreático. (A distinguir de la hepática y de la gástrica.) Bulimia (ver comportamiento físico).

— Digestiones lentas, laboriosas, pesadas.

— No soportan las grasas, las salsas.

— Heces mucosas, grasientas, mal digeridas.

— Sensibilidad en el punto pancreático espontánea, intermitente, con sensaciones molestias en barra. Sensibilidad de ese punto a la exploración. Obesidad neuropsíquica.

CARDIOVASCULAR

DIÁTESIS I

— Alteraciones tensionales.

— Hipotensión arterial esencial que puede acompañarse de signos de intolerancia. Hipertensión esencial o funcional mal tolerada, acompañada de cefaleas, alteraciones audiovisuales, vértigos, taquicardia, palpitaciones, precordialgias agudas y fugaces de tipo puntada en el corazón, zumbidos de oídos. En la mujer sobreviene a menudo hacia la menopausia, y suele ser consecutiva a estados migraños e incluso a la hipotensión. En este caso, las cifras tensionales suelen ser elevadas e inestables.

— Inestabilidad cardiaca.

— Ángor o estados anginoides, sin modificaciones del electrocardiograma.

DIÁTESIS II

— Acrocianosis.

— Síndrome de Raynaud.

DIÁTESIS III

— Alteraciones circulatorias en general.

— Alteraciones circulatorias de miembros inferiores con fatigabilidad, pesadez, dolor de piernas, aparición de edema maleolar vespertino que tiende a cronificarse posteriormente.

— Acrocianosis.

— Arritmias funcionales.

— Esbozos de signos arteríticos.

— Esbozos de claudicación intermitente.

— Precordialgias angustiosas y signos anginoides, acompañadas en ocasiones de sensaciones circulatorias, como latidos arteriales.

— Arteritis constituida.

— Coronaritis.

— Ángor.

— Infarto de miocardio.

— Variaciones tensionales con supramáximas (subidas bruscas de tensión arterial), consecutivas a menudo a una hipotensión anterior.

— Aortitis.

— Accidentes vasculares.

— Trombosis.

— Esclerosis.

— Arteriosclerosis.

— Síndrome de Raynaud.

— Varices.

— Ulceras varicosas.

— Hemorroides.

— La alteración de la constante de Ambard, observada en los tests de laboratorio, es un signo importante que marca la evolución de lo funcional hacia el estado lesional.

— Como puede verse, el grueso de la patología funcional vascular está aquí. Hay que precisar que las alteraciones circulatorias y las disestesias pueden hallarse enmascaradas por las algias y las artritis (diátesis I), del mismo modo que las manifestaciones coronarias pueden ser indistinguibles de las simples precordialgias (diátesis I).

— Las variaciones tensionales de la diátesis I también pueden ocultar una hipertensión.

ENDOCRINO

DIÁTESIS I

— Hiperfuncionamiento endocrino en general.

— Distiroidismos en general, de tipo hiper con signos parabasedowianos, tales como. nerviosismo, taquicardia, adelgazamiento, aumento del volumen del cuerpo tiroideo

— La acción sobre el psiquismo del distiroidismo de tipo hiper nos parece concordar bastante con el comportamiento y el estado psíquico de los individuos de la diátesis l. irritabilidad, inestabilidad del carácter, temblor, taquicardia, termofobia, gazamiento.

— Hepatismo.

— Gota.

— Fibroma tumoral hemorrágico.

DIÁTESIS II

— Distiroidismo de tipo hipo. Como en el caso anterior, el comportamiento de los individuos de la diátesis II nos parece bastante relacionado con el de los individuos con distiroidismos de carácter hipo: apatía, enlentecimiento de las funciones intelectuales, docilidad, calma, movimientos lentos, frioleros, obesidad.

— Hay que matizar, sin embargo, que estos síntomas, así como los descritos anteriormente de tipo hiper, no corresponden a tales distiroidismos, sino a situaciones de franco hipotiroidismo o hipertiroidismo y, en consecuencia, pueden parecer exagerados. Sin embargo, creemos que la tendencia general concuerda.

— Retraso en el desarrollo infantil. Espasmofilia.

DIÁTESIS III

— Distonias vagosimpáticas en general y en particular. Crisis simpaticotónicas.

— Espasmos asplácnicos.

— Espasmos epigástricos.

— Espasmos mediastínicos.

— Alteraciones pancreáticas.

— Fibroma.

— Disminución del aclaramiento de creatinina.

— Uremia elevada.

— Alteraciones del metabolismo hidroelectrolítico.

DIÁTESIS IV

— Senescencia global e irreductible.

— Envejecimiento orgánico en el que la diátesis II ha sido sobrepasada y agravada hacia el desorden patológico.

— Anoréxica.

DIÁTESIS V

— Los disfuncionamientos endocrinos en general y en particular los desequilibra hipófisis-genitales.

— Hipófisoasuprarrenales. Hipófisis-páncreas.

— Retraso del desarrollo general y local.

— Indiferencias e impotencias sexuales funcionales.

— Disfuncionamiento hipófisis-páncreas concomitante con abombamientos, colitis derechas, prediabetes, bulimia, etc.

— Diabetes.

— Síndrome adiposo genital. Falsos mongolismos.

URINARIO

DIATESIS I

— Alteraciones urinarias simples ligadas a la acidez. Litiasis renales.

DIÁTESIS II

— Cistitis ligeras y recidivantes, frecuentemente por coli.

— Ciertas enuresis.

— Tuberculosis renal.

— Albuminuria funcional.

DIÁTESIS III

— Oliguria relativa.

— Uremia.

— Nefritis crónica.

— Alteraciones del metabolismo hidroelectrolítico.

— Disminución del aclaramiento renal (prueba de Van Sylke), independientemente de las cifras de urea. Para Menetrier constituye un signo importante que determina el paso de una diátesis al estado lesional, al igual que la constante de Ambard.

DIÁTESIS IV

— Cistitis frecuentes.

— Tuberculosis renal. Albuminuria.

DIÁTESIS V

— Criptorquídeas.

— Enuresis esencial. Poliuria.

OSTEOLIGAMENTARIO

DIÁTESIS I

— Artritis dolorosas, secas, recidivantes, que pueden generalizarse simulando el reumatismo articular agudo, pero sin signos infecciosos. Los dolores pueden ser generalizados pero lo más frecuente es que estén bien localizados. El dolor es de carácter errático, no se fija durante mucho tiempo en una articulación y cuando desaparece no suele dejar deformación ni anquilosis en la articulación, aunque la anquilosis puede aparecer tardíamente, Tienen un carácter alérgico, ya que son desencadenadas o agravadas por cambios de estación, de temperatura o de régimen. La movilidad puede estar limitada por la presencia de osteofitos.

DIÁTESIS II

— Osificación retardada. Laxitud ligamentosa.

— Alteraciones de la estática cerebral, cifoescoliosis.

— Artritis con tendencia a ser progresiva, deformante, poco dolorosa y anquilosante lo que permite diferenciarla fácilmente de las artritis que padecen los sujetos alérgicos.

— El carácter deformante de la artritis parece ser el signo fundamental para diferenciar. las de las artritis de la diátesis I.

— Tuberculosis ósea. Dupuytren.

DIÁTESIS III

— Manifestaciones artríticas con matices y síntomas complementarios.

— Artrosis con dolores periódicos e hinchazón articular, deformantes y evolutivas, Las manifestaciones articulares evolucionan hacia la cronificación, no dejando intactas las articulaciones afectadas y comprometiendo frecuentemente a la columna lumbar.

— Enfermedad de Paget. Estado gotoso.

DIÁTESIS IV

— En general, toda afección patológica del sistema óseo. Reumatismos crónicos evolutivos en sus formas graves.

— Reumatismo articular agudo.

— Reumatismo degenerativo con lupus eritematoso diseminado, eritema nudoso. etcétera.

— Osteomielitis.

— Tuberculosis óseas en evolución.

— Raquitismo. Dupuytren.

— El reumatismo evolutivo puede provenir de una artrosis (diátesis III).

DIÁTESIS V

— Alteraciones estáticas, Raquitismo.

NERVIOSO

DIÁTESIS I

— 'Migrañas. Revisten carácter periódico. Se acompañan de astenia y de alteraciones digestivas como náuseas matinales, digestiones pesadas, vómitos biliares. También suelen tener localizaciones oculares e ir acompañadas de síntomas oftálmicos como por ejemplo fotofobia. En general, suelen afectar a un solo lado de la cabeza. Tradicionalmente, estas migrañas se han atribuido al hígado, especialmente por los franceses.

— Hacen su aparición frecuentemente en la pubertad y se suelen consolidar en la edad adulta. Frecuentemente, los individuos que pertenecen a la diátesis I se levantan con dolores de cabeza (y con otras alteraciones) que van desapareciendo a lo largo de la jornada. A menudo en la mujer este estado migrañoso comienza en la pubertad para prolongarse hasta la menopausia, lo que sugiere una participación de la foliculina que podría considerarse en estos casos como un alérgeno. En ocasiones, las migranas aparecen cuando el sujeto se aparta de su régimen habitual, lo que parece implicar al hígado, sobre todo si tenemos en cuenta que las migrañas se acompañan de síntomas digestivos como ya hemos dicho.

— Algias múltiples, erráticas, difusas y periódicas, particularmente neuralgias y ciáticas esenciales.

DIÁTESIS II

— Cefaleas.

— Espasmofilia.

DIÁTESIS III

— Disestesias de las extremidades. Sensaciones de hormigueo o parestesias, predominantemente en manos y antebrazos. Con sensación de dedo muerto. Estas alteraciones de la sensibilidad predominan por la noche y en reposo. Las disestesias pueden estar en ocasiones relacionadas con problemas de arteriosclerosis y con aumentos de la tasa de colesterol en sangre.

— Disestesias cefálicas y occipitales.

— Cefaleas difusas. Estas cefaleas pueden estar a su vez relacionadas con una mala circulación cerebral, a su vez relacionada con la arteriosclerosis. Calambres musculares.

GENITAL

DIÁTESIS II

— Criptorquídeas.

— Tuberculosis genitales (epidídimo y ovario).

DIÁTESIS III

— Indiferencia sexual. Impotencia.

DIÁTESIS IV

— Indiferencia sexual funcional, Impotencia sexual funcional.

— Síndromes prostáticos funcionales.

GINECOLOGÍA

DIÁTESIS I

— Hiperfoliculinia frecuente.

— Dismenorrea de tipo hiper, consideradas a menudo como de origen nervioso

— Hipermenorrea, reglas frecuentes, adelantadas, abundantes. Fibroma tumoral o hemorrágico.

DIÁTESIS II

— Dismenorreas de tipo hipo.

— Hipomenorrea, reglas cortas, retrasadas, poco abundantes. Algunas leucorreas.

DIÁTESIS III

— Alteraciones pre y paramenopáusicas.

— Dismenorreas.

— Congestiones pélvicas.

DIÁTESIS IV

— Amenorreas psíquicas.

DIÁTESIS V

— Dismenorrea. Ectopia.

TEGUMENTARIO

DIÁTESIS I

— Alteraciones alérgicas.

— Eczemas con carácter de sensibilización o de alergia. Crónicos, con intolerancia eczematiforme. Estas manifestaciones suelen ser precoces, apareciendo en la infancia Suelen revestir un carácter periódico y adoptan una distribución simétrica. Frecuentemente suelen ser clasificados como dermatosis profesionales o alérgicas.

— Urticaria. Frecuente en todas las edades. Puede llegar a manifestarse como edema de Quinque.

— Purritos periódicos.

A— lteraciones de las faneras: uñas quebradizas, caída del cabello.

— Loquen plano.

— Durhing.

— Edema crónico.

DIATESIS II

— Afectaciones cutáneas de tipo prúrigo, eritema nudoso y polimorfo.

— Acné.

— Alteraciones de las faneras.

— Psoriasis.

— Manifestaciones artríticas bastardas como urticaria y eczema.

— Tuberculosis cutánea. Melanosis de Riehl.

DIATESIS III

— Algunas urticarias y eczemas crónicos, especialmente si acompañan a alteraciones circulatorias de las piernas.

— Reacciones cutáneas de tipo Quinque.

— Liquen plano.

— Enfermedad de Durhing.

— Esclerodermia.

— Herpes.

— Ulceras varicosas.

— Las manifestaciones discretas de uremia pueden ser confundidas con el prurito alérgico y las migrañas (diátesis I).

DIÁTESIS IV

— Forunculosis.

— Acné necrótico.

— Lupus eritematoso diseminado. Esclerodermia.

DIÁTESIS V

— Alteraciones de las faneras. Calvicie total.

OTORRINOLARINGOLOGÍA

DIÁTESIS I

— Rinitis.

— Coriza nasal.

— Catarro del heno.

— Ver apartado de «Respiratorio».

DIÁTESIS II

— Otitis.

— Amigdalitis de repetición, especialmente intensas en la infancia.

— Faringitis.

— Sinusitis.

— Rinitis.

— Laringitis.

— Traqueítis.

DIÁTESIS IV

— Otitis de repetición, especialmente intensas en la infancia.

— Anginas blancas purulentas, especialmente intensas en la infancia.

SISTEMA RETICULOENDOTELIAL

DIÁTESIS II

— Disfuncionamiento del sistema reticuloendotelial con anemia y leucopienia.

— Reacciones linfáticas de tipo adenitis, adenopatías. Hay que tener en cuenta que la presencia de adenopatía cervicales y traqueobronquiales en sujetos de esta diátesis que presentan un pasado tuberculoso o síntomas que hacen sospechar una tuberculosis latente, deben orientarnos hacia el diagnóstico de una posible reactivación tuberculosa.

— Afectaciones ganglionares, renales y oculares.

— Leucemias. Hodgking.

DIÁTESIS III

— Cancerosis. Anemia.

DIÁTESIS IV

— Accesos de temperatura, inexplicados y periódicos.

— Infecciones agudas o subagudas recidivantes, especialmente estafilococias de repetición.

— Disminución importante de la capacidad defensiva del organismo ante las infecciones.

— Afecciones víricas.

— Primoinfección ganglionar pulmonar o cutánea, especialmente en la infancia y la adolescencia.

— Monocitosis.

— Cánceres.

— Degeneraciones tisulares (pueden aparecer sobre un terreno ya escleroso, diátesis III.

— Leucemias.

— Hodgking.

— Las manifestaciones hipertérmicas pueden verse enmascaradas por reacciona alérgicas.

OFTÁLMICO

DIÁTESIS I

— Eczema oftálmico.

— Conjuntivitis.

— Síntomas oftálmicos ligados a las migrañas de esta diátesis.

DIÁTESIS III

— Tuberculosis ocular.

DIÁTESIS III

— Queratitis.

DIÁTESIS V

— Estrabismo.

ESTOMATOLOGICO

DIATESIS I

— Artritis dentaria.

DIÁTESIS II

— Caries.

— Piorrea alveolar.

— Artritis dentaria.

DIÁTESIS COMBINADAS

A la hora de establecer el diagnóstico es de la máxima importancia detectar las evoluciones de una diátesis a otra. La clínica de estos terrenos mixtos es naturalmente una combinación de las diátesis correspondientes cuyos aspectos más sobresalientes son:

DIÁTESIS I y II

— Frecuente en la adolescencia y la edad adulta.

— Astenia matinal y fatigabilidad crónica.

— Alteraciones de la memoria y de la atención.

— Ciclotimia.

— Manifestaciones alérgicas (migraña, urticaria, eczema).

— Alteraciones colíticas izquierdas.

— Asma esencial y sensibilidad bronquial.

— Fragilidad respiratoria rinofaríngea.

DIÁTESIS I Y III

— Frecuente en período paramenopáusico.

— Deben ser tratadas rápidamente para prevenir una evolución hacia lo lesional.

— Astenia matinal que evoluciona hacia una fatigabilidad de la tarde, con persistencia de una mejoría nocturna.

— Agravaciones de alteraciones de la memoria.

— Evolución del nerviosismo hacia la ansiedad, la emotividad y la angustia.

— Migrañas que evolucionan a cefaleas menos violentas, pero más frecuentes.

— Transformación de las artritis erráticas en artrosis deformantes, fijas, dolorosas.

— Regresión de las manifestaciones alérgicas puras y aparición de alteraciones circulatorias de los miembros inferiores, disestesias de las extremidades y calambres.

— Aparición de espasmos, de distonia neurovegetativa, sobre todo en la región gástrica. Transformación de las palpitaciones emotivas en precordialgias.

— Evolución de las alteraciones digestivas hacia las gastralgias, las colitis derechas y las insuficiencias pancreáticas.

— Variaciones tensionales con supramáxinras.

DIATESIS II Y III

— Es menos frecuente que la anterior. Se da en diátesis hiposténicas que no tenido manifestaciones tuberculosas y que evolucionan lentamente hacia el artritismo.

— Aumento de la fatigabilidad por la tarde, con accesos bruscos de astenia.

— Aumento de las dificultades intelectuales.

— Aumento de la ansiedad y de la emotividad.

— Aparición de signos digestivos duodenales, especialmente con molestias y dolores tardíos, síndrome paraulceroso o ulceroso del duodeno.

— Exageración de las alteraciones intestinales que evolucionan hacia las colitis espasmódicas y bilatereal.es

— Evolución de las artritis deformantes hacia la artrosis evolutiva y al coxartrosis.

— Aparición de los signos distonicos ya vistos.

DIATESIS III Y IV

— Se encuentra en todas las transiciones hacia lo auténticamente patológico y lo lesional. Es también la consecuencia del envejecimiento natural o artificial del individuo.

— Exageración de la fatigabilidad hacia una progresiva pérdida de la vitalidad y una astenia global.

— Enlentecimiento intelectual que va hacia la confusión.

— Transformación de la ansiedad y de la angustia hacia las obsesiones mórbidas y el deseo de desaparecer.

— Evolución de las artrosis hacia el reumatismo evolutivo.

— Senescencia del sistema circulatorio y accidentes cardiovasculares.

— Uremia.

— En general, todas las manifestaciones de una degeneración orgánica que se traduce por sensación y sentimiento de vejez.

DIATESIS I y IV

— Se encuentra sobre todo en la edad adulta. Frecuentemente en personas hiperactivas. con grandes responsabilidades intelectuales, con exceso de trabajo.

— Pasan bruscamente de la actividad y del dinamismo a la atonía y a la abulia física con alternancias de depresión y de excitación. Presentan una mezcla de abulia intelectual y de excitación. Hay una transferencia del optimismo o del nerviosismo hacia estados depresivos, de asco, de abulia, de indiferencia, incluso con deseos de muerte

— Hay una alternancia de estas manifestaciones que tiende a desequilibrar al individuo y a sumirlo en un permanente estado de inestabilidad en el domina progresivamente el sentimiento de absurdo y de negación.

— Las manifestaciones sintomáticas son poco netas, la desaparición de síntomas de alergia primitivos y la aparición de una general con relación las infecciones, los accesos de temperatura aislados, la a las afectaciones víricas (gripes, hepatitis, mononucleosis, etc.)

— En el límite puede aparecer bruscamente un reumatismo evolutivo.

DIATESIS II y IV

— Estas formas mixtas son relativamente raras, pues la diátesis hipostenia tiende más bien a evolucionar hacia la diátesis I, III o bien regresionar espontáneamente.

— Pero, en algunos casos, especialmente en tuberculosis evolutivas, se puede producir esta combinación.

— La fatigabilidad se convierte en atonía global.

— Las dificultades intelectuales se convierten en impotencia.

— El pesimismo se transforma en abulia y desesperación.

— La patología pulmonar se generaliza y puede llegar a la septicemia.

— Las artritis evolucionan hacia el reumatismo evolutivo.

— Las alteraciones intestinales desembocan en degeneraciones.

SUPERPOSICIÓN DE LA DIATESIS V

— Como ya hemos dicho, puede superponerse a todas las diátesis anteriores, pero especialmente a la I y a la II. Sus características fundamentales ya se han descrito anteriormente.

EVOLUCIONES PATOLOGICAS

Es un hecho que en los países industrializados hoy se vive más desde el punto de vista de la esperanza de vida. Se suele atribuir esto a la medicina, pero un análisis detallado del tema muestra que el aumento de la esperanza de vida se debe fundamentalmente al descenso de la mortalidad infantil y que el hecho de tener acceso al agua limpia y al jabón han contribuido a ello más que todas las intervenciones profesionales. Hemos tratado ya esto en otro lugar (Rev. Documentación Social nº 38) y demostrado además que la esperanza de vida se estaba estancando desde hace unos 20 años en muchos países desarrollados.

Pero, además, la esperanza de vida es un indicador que no significa demasiado. Es algo así como el Producto Nacional Bruto que aumenta cuanto más despilfarramos. cuantos más accidentes de coche sufrimos etc. En efecto, vivir más no significa vivir mejor.

Menetrier plantea justamente la pregunta: «¿Es preciso añadir años a la o vida a los años? Vivir y sobrevivir no es lo mismo. Todo parece indicar que física y psicológicamente el hombre moderno envejece mal. Entre la salud natural, ideal y el envejecimiento ineluctable se sitúan envejecimientos artificiales y prematuras que Parecen ser la condición habitual de nuestros contemporáneos». Es evidente que hay un desgaste natural del organismo en todas sus funciones. Asís por ejemplos está demostrado que la velocidad de cicatrización y la capacidad de reparación de los tejidos varía con la edad (Carrel, Lecompte de Nony).

Pero ese desgaste no siempre está en relación con la edad cronológica sino más bien con una edad real que no figura en ningún documento de identidad y que debemos investigar en la historia del individuo para saber dónde está ahora y cómo ha llegado hasta aquí.

ENVEJECIMIENTO PREMATURO

Al lado del envejecimiento natural existe un envejecimiento artificial que se da en las sociedades industriales predominantemente. Menetrier insiste mucho en este punto y en síntesis lo resume del siguiente modo.

Habría, según él, un paso brutal de las diátesis I o II (más frecuentemente de la a anergia funcional. Polarización que clínicamente se expresa del modo Siguiente.

«Un individuo con grandes responsabilidades y agitación intelectual pasa mente después de los 40 años de la actividad intensa y del optimismo agresivo a la depresión, el asco por la existencia y la abulia. Pierde el gusto por la acción e incluso del porvenir, se siente afectado en su vitalidad y sus capacidades intelectuales.

intelectuales, jefes, sobrecargados de trabajo, pasan así brutalmente a la astenia global, a la sensación física de impotencia y al insomnio. Son viejos artificiales aún, pero

Presentan, hablando propiamente, un golpe de vejez, neto, rápido, brutal, que disminuye en todos los planos antes de los 50 años, o en esta fase psicológicamente peligrosa. Esta situación es una realidad clínica muy interesante, aunque sutil de analizar.

Esta evolución está, pues, hecha de signos mayores e imperativos: hundimiento y anergia. Puede acompañarse de laxitud de miembros inferiores, calambres, disestesias, alteraciones pancreáticas, incluso infecciones de cocci o fiebre periódica.»

Esta astenia se agrava con: vacíos temporales, depresiones más netas al final del día, piernas pesadas, dolorosas o dormidas.

Lo importante es detectar el paso de una astenia de tipo I o ll a este tipo de agravación.

La memoria y la concentración típicas del comportamiento de las diátesis I y ll también pueden empeorarse.

La memoria disminuye cada vez más. Aumenta la fatigabilidad intelectual. En ocasiones, tanto la memoria como la atención disminuyen bruscamente para dejar paso a una vacuidad anérgica.

Para Menetrier el paso de la diátesis I a la anergia es más frecuente en estos envejecimientos prematuros. El individuo de la diátesis I, hiperactivo y agresivo, es el más considerado en una sociedad competitiva en la que todo refuerza este comportamiento. Por otra parte, el paso de la diátesis I a la diátesis IV tiene que ser forzosamente más espectacular que el paso de la diátesis II a la IV, y tal vez por eso Menetrie lo considera más frecuente. El hipoestenico que ya de por sí es asténico y posee poca resistencia física, vería como esta astenia crece y cómo su pesimismo aumenta, tiéndase en melancolía y resignación. Aparecerían entonces síntomas claros de anegia, alteraciones de la temperatura, infecciones, resistencia a los antibióticos, etc.

En cuanto al individuo anérgico constitucionalmente, es evidente que es el m predispuesto a un envejecimiento rápido cuando no a una vida corta.

En resumen, el caso más frecuente de envejecimiento artificial sería el del individuo de la diátesis I que pasa bruscamente a la diátesis IV, mientras que el frecuente sería el del individuo constitucionalmente anérgico.

En terapéutica, cuando detectamos este tipo de evoluciones, es preciso inmediatamente el cobre-oro-plata cuyos efectos son rápidos y en general estables.

el curso de la terapéutica, la transferencia de diátesis se realiza en sentido inverso frecuentemente con una fase de agresividad y de excitación.

En medicina convencional, estos individuos son tratados por sus síntomas den a ser candidatos a la farmacodependencia.

ENVEJECIMIENTO ACELERADO

Mientras que en el envejecimiento prematuro la clínica aparece bruscamente, en el envejecimiento acelerado lo hace más lentamente. En el primer caso se produce una transición de la diátesis I o II hacia la IV, mientras que en éste la transición se efectúa hacia la III. En ambos casos esta evolución se produce más frecuentemente a partir de

la diátesis I.

Menetrier describe el esquema clínico como sigue:

«Alrededor de los 50 años el individuo siente que su fatigabilidad crece, su memoria disminuye y el nerviosismo se convierte en ansiedad o angustia. Comienza a sentir toda una serie de alteraciones circulatorias neurovegetativas, las más frecuentes de las cuales son las disestesias de miembros, el edema de tobillos, los calambres, los espasmos epigástricos, los abombamientos postpandriales, las precordialgias, la oliguria relativa. En un grado más avanzado y a pesar de regímenes y opoterapia, presenta coronaritis, signos de arteriosclerosis, alteraciones eliminatorias de la urea, artrosis, y todo un cuadro de senescencia prematura que encuentra su terapéutica en las curas de desintoxicación y termales.

Es natural en estos casos retirarse de la vida activa, malvivir en la jubilación y esperar la llegada de un fin rápido o lento, según la gerontología de la esclerosis o la evolución de una degeneración. La gerontología clásica encuentra aquí su materia de examen y puede medir la rapidez del bloqueo de las funciones fisiológicas, bloqueos contra los cuales los recursos son bastante aleatorios.»

Cuando la transición se efectúa a partir de la diátesis II hacia la III es más lenta que la anteriormente descrita y suele manifestarse con artrosis, úlceras gástricas y especialmente duodenales, esclerosis pulmonar y repercusiones cardiacas secundarias.

Existen individuos constitucionalmente distónicos o pertenecientes a la diátesis III. pero son pocos. Desde la adolescencia manifiestan alteraciones circulatorias, digestivas y renales- y son candidatos al envejecimiento acelerado si no se pone remedio antes.

El paso a la diátesis distónica puede intrincarse con manifestaciones anérgicas. Según Menetrier «se trata entonces menos de estados diatésicos que de estados lesiónales, pero es a menudo sorprendente medir, a través de la terapéutica, la parte funcional de esta evolución patológica».

En ningún caso se puede esperar de la terapéutica con Cu, Au, Ag o Mn, Co, resultados espectaculares, pero sí una estabilización y una regresión del envejecimiento acelerado y de sus manifestaciones orgánicas. En caso de duda o si nos encontramos con un envejecimiento acelerado o con envejecimiento prematuro, podemos emplear los dos catalizadores combinados en alternancia.

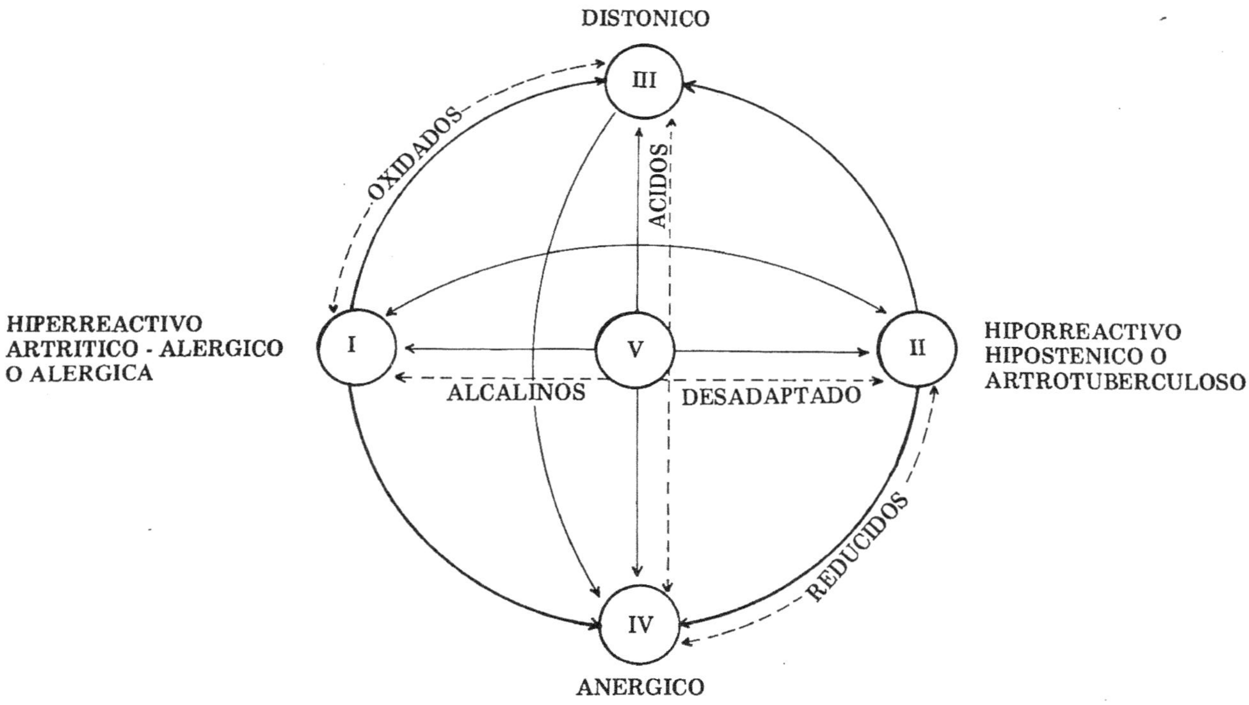

TERRENOS; EVOLUCIONES FUNDAMENTALES; pH; rH.

* Ver sobre las diferentes nomenclaturas: apéndice.

Grupo → / ↓ Periodo	1	2	3	4	5	6	7	8	9	10	11	12	13	14	15	16	17	18
1	1 H																	2 He
2	3 Li	4 Be											5 B	6 C	7 N	8 O	9 F	10 Ne
3	11 Na	12 Mg											13 Al	14 Si	15 P	16 S	17 Cl	18 Ar
4	19 K	20 Ca	21 Sc	22 Ti	23 V	24 Cr	25 Mn	26 Fe	27 Co	28 Ni	29 Cu	30 Zn	31 Ga	32 Ge	33 As	34 Se	35 Br	36 Kr
5	37 Rb	38 Sr	39 Y	40 Zr	41 Nb	42 Mo	43 Tc	44 Ru	45 Rh	46 Pd	47 Ag	48 Cd	49 In	50 Sn	51 Sb	52 Te	53 I	54 Xe
6	55 Cs	56 Ba		72 Hf	73 Ta	74 W	75 Re	76 Os	77 Ir	78 Pt	79 Au	80 Hg	81 Tl	82 Pb	83 Bi	84 Po	85 At	86 Rn
7	87 Fr	88 Ra		104 Rf	105 Db	106 Sg	107 Bh	108 Hs	109 Mt	110 Ds	111 Rg	112 Cn	113 Uut	114 Uuq	115 Uup	116 Uuh	117 Uus	118 Uuo
Lantánidos				57 La	58 Ce	59 Pr	60 Nd	61 Pm	62 Sm	63 Eu	64 Gd	65 Tb	66 Dy	67 Ho	68 Er	69 Tm	70 Yb	71 Lu
Actínidos				89 Ac	90 Th	91 Pa	92 U	93 Np	94 Pu	95 Am	96 Cm	97 Bk	98 Cf	99 Es	100 Fm	101 Md	102 No	103 Lr

CAPÍTULO III
OLIGOELEMENTOS

En este capítulo estudiaremos el papel fisiológico y la utilización terapéutica de los oligoelementos y de otros elementos simples que pueden ser utilizados en preparados catalíticos (azufre, fósforo, potasio, magnesio).

Especialmente en el apartado de fisiología no tenemos la pretensión de ser exhaustivos, pues se trata de un campo donde constantemente se están haciendo nuevos aportes y donde las incógnitas abundan.

En el estudio individual de los oligoelementos hemos seguido el orden en el que figuran en la tabla periódica y hemos concluido con las utilizaciones terapéuticas de los combinados de varios oligoelementos. Cada oligoelemento está dividido en varios apartados: Fisiología, Necesidades, Dónde se encuentra, Carencia, Exceso, Utilización terapéutica, clasificada por órganos y aparatos, Observaciones y contraindicaciones.

Pero antes de pasar a este estudio individual es preciso tratar algunas cuestiones generales que son fundamentales.

— Una diátesis no es consecuencia de un déficit de oligoelementos.

— Acción catalítica de los oligoelementos.

— Acciones fisiológicas de los oligoelementos.

— Localización de los oligoelementos.

— Interacciones de los oligoelementos.

— Carencias y excesos de oligoelementos.

— Toxicidad de los oligoelementos.

— Acciones terapéuticas de los oligoelementos. Condiciones de eficacia.

— Efecto placebo y relaciones con la homeopatía.

INTRODUCCIÓN A LOS OLIGOELEMENTOS

Químicamente, el organismo humano está formado por ciertos constituyentes mayores: carbono, hidrógeno, nitrógeno, fósforo, azufre, cloro, calcio, potasio, sodio y magnesio.

Pero al lado de estos elementos mayores encontramos una veintena de elementos menores que, aunque sólo representan una diezmilésima del total, son indispensables para la vida.

Si nos reportamos a la tabla periódica de elementos podemos constatar que el 99 % de las estructuras orgánicas están situadas en los 20 primeros elementos. El 1 % restante está situado entre el 20 y el 42. Con excepción del yodo, dos tercios de estos 42 primeros elementos son considerados como biológicamente necesarios.

Precisemos que la noción de elemento esencial es un concepto en constante revisión. Hay elementos que hasta hace poco no se consideraban como esenciales y que son considerados como tales, por ejempló el selenio y el estaño. Por otra hay elementos considerados como esenciales cuyo papel en la salud y en la enferme. dad nos es aún desconocido.

UNA DIÁTESIS NO EQUIVALE A UN DÉFICIT DE OLIGOELEMENTOS

Un error muy común consiste en creer que una diátesis es consecuencia del déficit de un determinado oligoelemento en el organismo. Error comprensible si tenemos en cuenta que estamos habituados a pensar en términos cuantitativos y de corrección de carencias.

Salta a la vista que este razonamiento es absurdo cuando consideramos la multiplicidad de síntomas que se engloban en una diátesis y la mínima magnitud de las dosis empleadas en la terapéutica.

Menetrier explica así la utilización de los oligoelementos en el tratamiento de las diátesis, refiriéndose a este error:

«Se trata de efectuar únicamente, y en condiciones determinadas, un aporte cualitativo, de utilizar un efecto de presencia en el sentido de una regulación de los intercambios electrónicos y de un reequilibrio de los metabolismos físico-químicos.»

Esto no quiere decir que esas carencias no existan. En los últimos años numerosos estudios y el avance en los conocimientos fisiológicos y los métodos analíticos, han permitido detectar algunas carencias de oligoelementos en poblaciones consideradas hasta el momento como bien nutridas. No hay que olvidar que hace menos de un siglo los metaloides y metales encontrados en los análisis eran considerados como impurezas desprovistas de interés.

Por otra parte, el estudio de la importancia biológica de los oligoelementos es sin duda el aspecto más atrasado de nuestros conocimientos fisionutricionales. Ver respecto el cuadro adjunto. No es demasiado aventurado afirmar que, a medida progresen, nos reservarán algunas sorpresas y permitirán acentuar el papel predominante que estos elementos poseen en el metabolismo humano.

El razonamiento lineal alteración-déficit-carencia-corrección de la misma mediante aporte, es demasiado simplista. Por ejemplo, en una anemia hipocrómica por déficit de hierro, el aporte de éste no siempre soluciona el problema, porque el hierro sólo es activo si existen vestigios de cobre. El cobre favorece la absorción del hierro, su movilización desde los depósitos y también es indispensable para su utilización en la síntesis de hemoglobina.

Otro ejemplo: en una descalcificación se suele dar calcio, pero para que el calcio se fije en los huesos es preciso, entre otras cosas, que exista magnesio y además que tanto el calcio como el magnesio se encuentren en un cierto equilibrio con el fosforo.

El magnesio es un elemento que se usa también a dosis altas (varios gramos/ día) en el tratamiento de la espasmofilia entre otros. Un trabajo de investigación ha demostrado que utilizándolo a dosis 1.000 veces inferiores se podía obtener en el 88% de los casos la normalización del trazado electromiográfico. Según los autores "este efecto parece estar ligado a otro mecanismo distinto al del simple aporte. Podría relacionarse los efectos cataliticios obtenidos con metales en las reacciones enzimáticas.

Tanto en el caso de la anemia como en el de la espasmofilia, la analítica no es significativa. En la anemia el cobre está elevado en sangre y, sin embargo, el paciente mejora al administrárselo. En la espasmofilia las tasas plasmáticas y eritrocitarias de magnesio son iguales a las de los sujetos normales, pero el tratamiento con dosis bajas de magnesio tiene resultados positivos.

Aunque existen aún muchas incógnitas sobre los mecanismos de acción de los oligoelementos, parece cada vez más evidente que éste depende más bien de su presencia, de un efecto reequilibrante, regulador y fundamentalmente cualitativo antes que cuantitativo. En la mayoría de los casos esta acción no puede explicarse cuantitativamente por la corrección de una supuesta carencia mediante dosis altas. La acción catalítica permite restablecer el metabolismo normal, aunque no «e detecte ninguna carencia ponderal del elemento considerado, e incluso aunque haya exceso en plasma. Ver a este respecto el apartado de diagnóstico y analítica.

ACCIÓN CATALÍTICA DE LOS OLIGOELEMENTOS

El concepto de catálisis puede resumirse del siguiente modo:

En un medio conteniendo dos sustancias capaces de reaccionar entre ellas. la introducción de un tercer elemento o catalizador desencadena la reacción.

Este catalizador actúa por simple presencia y no participa aparentemente en la reacción, limitándose a posibilitar el que ésta se produzca. Sin él la reacción no se produciría o lo haría muy lentamente.

El catalizador, después de la reacción, se encuentra intacto.

Existe una notable desproporción entre la masa del elemento catalizador (o su naturaleza) y el rendimiento de la reacción o el tipo de transformación.

La catálisis química era general es básicamente idéntica a la catálisis biológica investigada en los vegetales y más tarde en el animal y el hombre.

Muchos trabajos han confirmado el papel indispensable de la catálisis en los procesos biológicos y el lugar preponderante que los oligoelementos ocupan en él, a pesar de su pequeña importancia cuantitativa.

Shroeder concluía en la pasada década:

«Los oligoelementos esenciales son necesarios, no sólo para un funcionamiento óptimo del organismo de los mamíferos, para el crecimiento, la cicatrización y la actividad de numerosos procesos enzimáticos, sino también para la actividad de la vida misma. También están probablemente relacionado con la longevidad.»

LOS Oligoelementos pueden actuar como catalizadores de varias formas: unidos a Proteínas. Constituyen enzimas formados por un apoenzirna proteico y un coenzima metálico. Aislados, ionizados. Actuando como activadores o como frenadores de una reacción.

Las transformaciones químicas biológicas se desarrollan en presencia de metaloenzimas y oligoelementos como el hierro, el zinc, el manganeso, el cobre. el cobalto. el yodo, el flúor.

Otros oligoelementos no han confirmado aún su papel catalizador y su biología Permanece oscura. Arsénico, molibdeno, bromo, silicio, níquel, rubidio, cesio, titanio, estroncio, etc.

Sin embargo, estamos hablando de un campo de la biología donde queda mucho por investigar y esta división sólo puede considerarse provisional.

Algunos oligoelementos pueden poseer a la vez varias actividades. Así, por ejemplo, el calcio posee una actividad plástica en su forma insoluble, formado parte integrante del tejido óseo. Pero, además posee un papel catalítico en la coagulación sanguínea.

Del mismo modo, el fósforo posee un papel estructural en el tejido óseo y también un papel dinámico en el ATP, como reserva de energía

Al lado de la corrección de carencias, la catálisis se orienta hacia la regulación de los intercambios iónicos, hacia una función de intercambios ionizantes. Los elementos de transición parecen particularmente predispuestos para esta función debido a sus características electrónicas. El grado de división molecular parece influenciar la actividad del proceso catalítico, siendo más favorables las divisiones elevadas.

ACCIONES FISIOLÓGICAS DE LOS OLIGOELEMENTOS

Según Livage existirían 4 grandes grupos:

1. Alcalinos (Na, Li, K).

    Reguladores de potencial.

    Presentes en cantidades notables.

    Muy móviles.

    Se concentran de forma distinta a un lado y a otro de las membranas biológicas. Tienen especial importancia en la fisiología nerviosa.

2. Alcalino terrosos (Ca Mg).

    Menos móviles.

    Estabilizadores estructurales (el calcio controla la permeabilidad de las membranas celulares.

3. Enzimas metálicos (ej., Zn).

    Catalizan reacciones de tipo ácido-base.

4. Elementos de transición (Fe, Cu, Co, Mo).

    Intervienen en las reacciones catalíticas de óxidoreducción.

De todos modos, es preciso reconocer nuestra profunda ignorancia en este conocemos (unos 60 encierran un metal), sólo conocemos la función de unos 700 enzimas, pero en su mayoría aún ignoramos su estructura química. Por 'i fue poco, se estima que hay unos diez mil enzimas, lo que da la medida de nuestra ignorancia en este terreno.

LOCALIZACIONES DE LOS OLIGOELEMENTOS

Pueden resumirse en cuatro, según C. suck:

1. Localizaciones reguladoras que poseen un papel homeostático: regulan la absorción, excreción o la incorporación del oligoelemento en un Sistema o en una molécula Cilla fisiológica. Es el caso del enterocito para el hierro, del tiroides para el yodo. del hepatocito para el manganeso, el vanadio o el cromo.

2. Localizaciones funcionales. Es decir, localizaciones donde el oligoelemento asegura la función esencial. Por ejemplo, el zinc en la actividad de la anhidrasa carbónica, el magnesio en las fosfatasas, el cobre en las oxidasas.

3. Localizaciones de transporte en tejidos que vehiculan los oligoelementos y aseguran su almacenamiento y eliminación. Por ejemplo, el plasma y la orina, pero también el sudor o los huesos.

4. Tejidos secuestradores, en los que el oligoelemento se acumula en casos de administración excesiva, sustrayéndose así al conjunto del metabolismo. Por ejemplo, el pulmón, el riñón, la piel, los cabellos.

INTERACCIONES DE LOS OLIGOELEMENTOS

En el terreno de las interacciones de los oligoelementos entre sí, también nos queda mucho que aprender.

Sabemos, por ejemplo, que para tratar una hipocalcemia no hay que dar sólo calcio. Para que el calcio se fije adecuadamente hace falta también magnesio y fósforo.

Sabemos que los efectos teratógenos del cadmio pueden ser impedidos en los mamíferos por la administración de selenio.

En el terreno de las interacciones con medicamentos, algunos oligoelementos pueden influir en el metabolismo de ciertos fármacos, como por ejemplo el calcio y el magnesio que pueden actuar sobre el enlace de la fentamicina y otros antibióticos con las proteínas plasmáticas.

Inversamente, algunos medicamentos pueden influir sobre el metabolismo o el reparto de ciertos metales. Por ejemplo, el potasio, el calcio y el magnesio aumentan en pacientes que toman digital por acción sobre los transportes iónicos en las membranas de las glándulas salivales.

Pero no solamente los medicamentos pueden inhibir el metabolismo de los oligoelementos. Existen muchos otros quelantes conocidos. Por quelación entendemos la captación de un ion metálico por parte de radicales situados en la periferia de una molécula, lo que equivale a su inmovilización y a la pérdida de su actividad. Numerosas moléculas pueden tener este efecto, especialmente las macromoléculas de síntesis, que aumentan vertiginosamente en nuestro mundo civilizado: antioxidantes, antimicóticos, edulcorantes, emulsionantes, aromatizantes, estabilizadores, espesantes, humidificantes, madurantes, tensioactivos, etc., etc. Lo alarmante de esta situación es que la lista aumenta constantemente y que desconocemos completamente, no sólo qué efectos pueden tener a largo plazo, sino también qué efectos puede tener la combinación de estos efectos individuales.

CARENCIAS Y EXCESOS DE OLIGOELEMENTOS

Ya hemos visto al estudiar las pruebas complementarias en el diagnóstico que no nos dicen mucho sobre los déficits de oligoelementos. Incluso aunque se trate de Pruebas sofisticadas no permiten conocer la funcionalidad del oligoelemento, ya que, a nivel de sus localizaciones funcionales, la concentración sólo empieza a bajar la carencia ha sido sobrepasada. Habría una administración económica del oligoelemento en cuestión. Por otra parte, vimos que las cifras en las constantes, tales como sangre y ovina, no indican tampoco nada sobre las concentraciones intracelulares determinados tejidos.

Los estados de carencia son difícilmente apreciables, máxime cuando no se está completamente de acuerdo siquiera respecto a las necesidades. Cuando en el estudio de cada oligoelemento individual hemos dado ciertas cifras de necesidades, nos hemos basado generalmente en la opinión mayoritaria de los autores considerados, pero hay que reconocer que, en general, había varias versiones.

Las carencias y excesos que conocemos por las patologías que ocasionan, pueden ser de varios tipos:

1. Carencias congénitas como, por ejemplo, el déficit de ceruloplasmina en la enfermedad de Wilson, que lleva a una mala utilización del cobre.

2. La alteración metabólica puede no ser congénita, puede no ser general y estar limitada a una zona del organismo. Puede no ser permanente.

3. La carencia no siempre es debida a un déficit de aporte. Puede ser ocasionada por la presencia de un agente espoliante como el alcohol, como el etambutol y otros medicamentos que pueden producir un déficit de Zn.

4. El exceso puede deberse a un aporte excesivo, frecuentemente de origen yatrógeno, como en el caso del bismuto, del oro, del flúor.

Hay que tener en cuenta que no siempre está claro si el exceso o la carencia son consecuencias o causas de la patología observada. Por ejemplo, el hecho de que el exceso de cadmio produzca hipertensión en el animal, permite suponer que en hombre va a producir lo mismo. Pero en la enfermedad de Wilson, el exceso de no es la causa de la enfermedad, sino su consecuencia.

Lo mismo sucede con la pérdida de níquel en los infartos de miocardio con aumento del níquel plasmático. Estos son casos bastante claros, pero no siempre es así.

TOXICIDAD

Respecto a la toxicidad de ciertos elementos, no se puede afirmar que unos lo y otros no. La respuesta debe ser todos y ninguno. Es decir, depende. Esta relatividad está en función de numerosos factores, el fundamental de los cuales es la dosis, también otros como: valencia, forma química, estado físico, solubilidad, vía de entrada, factores individuales, presencia o déficit de otros oligoelementos.

Los mecanismos por los que un oligoelemento puede ser tóxico, son diversos.

Un simple contacto cutáneo puede desencadenar una alergia.

El oligoelemento puede fijarse en ciertos radicales esenciales biológicamente como los grupos amino.

El oligoelemento puede también competir y sustituir a otro metal indispensable; tomando su lugar.

ACCIONES TERAPÉUTICAS DE LOS OLIGOELEMENTOS

Es sorprendente el gran número de acciones terapéuticas, a veces muy dispares, que tiene un mismo oligoelemento. Sin embargo, si examinamos el apartado de acciones fisiológicas, nos encontraremos con una situación análoga.

Un catalizador es fundamentalmente un activador de enzimas y, por eso mismo, tiene la capacidad de regularizar disfuncionamientos muy distintos e incluso contradictorios, que no son en realidad más que reflejos de la perturbación o de la inhibición de un mismo sistema enzimático. Por otra parte, un mismo oligoelemento tiene además otras acciones no enzimáticas y, sin duda, muchas acciones que aún están por descubrir. Por eso, no siempre la acción terapéutica puede explicarse en base al papel fisiológico conocido del oligoelemento. En muchos casos, se conoce empíricamente la acción terapéutica, pero se desconoce por qué se produce. Esto no debe extrañarnos, ya que sucede con muchos de los medicamentos de uso corriente.

La introducción de un oligoelemento a dosis del orden de la gamma y en estado de ión, permite desencadenar la regulación de ciertos mecanismos metabólicos controlados por enzimas, relacionados con el almacenamiento y la utilización del ión en cuestión. Hemos agrupado las acciones que diversos autores atribuyen a cada oligoelemento y las hemos clasificado según un esquema de acciones sobre aparatos y sistemas.

CONDICIONES DE EFICACIA

Para que un oligoelemento tenga acción catalítica debe reunir ciertas condiciones. Tanto la forma física, como sus enlaces químicos, su concentración y su pureza, deben ser los adecuados.

Deben estar preparados en forma de soluciones estériles y puras, sin ningún otro aditivo.

Deben estar preparados en forma de sales orgánicas, que reúnan las condiciones siguientes: hidro y liposolubles, grado de acidez débil, coeficiente de disociación poco elevado, débilmente ionizados, desprovistos de toxicidad, de fácil integración en los ciclos fisiológicos.

Parece que estas condiciones son reunidas preferentemente por el ácido glucónico, que es el primer derivado por oxidación de la glucosa (ácido 6 fosfoglucónico).

Este ácido es, al parecer, el que reúne las condiciones ideales de tolerancia, absorción y utilización, porque:

— La glucosa es esencial en el metabolismo orgánico.

— El ácido glucónico se convierte en ácido glucurónico, esencial en los procesos de desintoxicación.

— Posee un poder de fijación de los oligoelementos superior al de otros ácidos orgánicos.

— Tiene, además, la propiedad de facilitar la absorción del oligoelemento con el que está combinado.

En el capítulo siguiente damos las dosificaciones detalladas de cada oligoelemento también volvemos sobre este tema más extensamente.

Todos los trabajos científicos sólo se refieren a los oligoelementos en su forma que es el estado en el que se encuentran en el organismo.

Todos los procesos de acción de oligoelementos están ligados a su estado iónico, ya sea que actúen como activadores encimáticos (cofactores), como transportadores de proteínas o a nivel de membrana. Por todas estas razones, el interés de los oligoelementos coloidales parece ser contestable.

En lo que se refiere a la elección de los derivados, las sales orgánicas presentan la ventaja sobre las sales minerales de poseer una acción menos brutal, mas suave en razón de su coeficiente e disociación poco elevado. Por otra parte, su coeficiente de división agua-aceite

favorece su absorción. El ácido salificante escogido; el ácido es el ácido glucoronico es el más fisiológico posible y como producto inicial de la oxidación de la glucosa puede integrase fácilmente en el ciclo de los metabolismos normales.

El Dr. Menetrier y el resto de los investigadores y clínicos franceses han insistido mucho sobre estos criterios de eficacia reunidos por los OLIGOSOLS de los laboratorios LABCATAL, pioneros en la introducción de los oligoelementos en terapéutical.

EFECTO PLACEBO Y RELACIONES CON LA HOMEOPATIA

Se ha afirmado en ocasiones que la terapéutica con oligoelementos actuaría por efecto placebo, al igual que la homeopatía. Esta afirmación sólo puede justificarse por la ignorancia de los que la hacen y por la mentalidad alopática que tiende a considerar que sólo las dosis altas de una sustancia son efectivas.

Supone ignorar no sólo la experiencia clínica de miles de médicos que la utilizan, sino también los trabajos experimentales y las recientes adquisiciones, principalmente en el campo de la fisiopatología enzimática.

En efecto, ¿cómo explicar que los oligoelementos actúen como placebo en procesos infecciosos otorrinolaringológicos de niños de baja edad? (Wayoff RMF 1974-8') ¿Cómo explicar que la diarrea de bueyes pueda ser tratada con éxito a base de Zn, Ni

Co, o Mn, Co? (Dreux, Recueil de l'école veterinaire de Alfort, febr.—nov., 1962)

Con esto no queremos decir que la sugestión no exista en la terapéutica oligocatalitica. Existe con todos los medicamentos, con todas las terapéuticas, en una proporción variable que algunos llegan a cifrar en el 30 %. Aunque se pueda regatear sobre cifras, es indudable que existe y sería absurdo pretender que este caso iba a ser la excepción, como también lo sería pretender que los oligoelementos sólo actúan sugestión.

En ocasiones, se confunde homeopatía con la terapéutica catalítica, ya que ambos casos se emplean dosis muy pequeñas de sustancias, en oposición a las altas, dosis que utiliza la medicina alopática.

En homeopatía, las dosis son en general muy inferiores a las que se utilizan terapéutica catalítica. Por otra parte, la elección de la sustancia se basa en la ley similitud según la cual se elige una sustancia que a dosis ponderal provocaría síntomas análogos a los de la enfermedad que se pretende tratar, pero se utiliza en forma diluciones infinitesimales.

La elección de los oligoelementos se basa, como hemos visto, en principios de orden muy diferente.

ESTUDIO INDIVIDUAL DE CADA OLIGOELEMENTO Y DE OTROS ELEMENTOS SIMPLES PREPARADOS SEGÚN LAS NORMAS CATALÍTICAS

LITIO

Las concentraciones de litio en el agua y en las plantas son muy variables y están relación con la dureza del agua.

FISIOLOGÍA

El litio tiene acción sobre el sistema nervioso.

Actúa sobre los neurotransmisores, alterando las propiedades conductoras de los nervios.

Actúa sobre las tasas de catecolaminas, acetilcolina, ácido gamma amino butírico ácido glutámico.

Actúa sobre diversos mecanismos enzimáticos y sobre el sistema ATPasa.

Parece actuar sobre la permeabilidad de las membranas celulares.

Interfiere en el equilibrio electrolítico intra y extracelular.

Puede modificar las concentraciones intracelulares de calcio, $Ca2+$ y de magnesio $Mg2+$

Puede desplazar activamente al sodio fuera de la célula (sin acción sobre el K).

Parece antagonista del potasio en las afecciones cardiacas. Se sabe que en ésta aumenta el potasio en sangre.

En las cardiopatías arterioscleróticas parece haber una relación inversamente proporcional a la concentración de litio en el agua.

Es una medicación catalítica de los trastornos de la función eliminatoria (urea gota), y así fue utilizado antiguamente en forma de carbonatos, benzoatos y salicilatos.

La acción del litio ha sido estudiada sobre los neurotransmisores, sobre las tasas di catecolaminas, de la acetilcolina, del ácido gamma aminobutílico y del ácido glutámico, así como sobre diversos mecanismos enzimáticos (el litio parece actuar sobre sistema ATPasa).

La eliminación de litio en orina aumenta en los enfermos maniacos. En las psicosimaniacodepresivas, la tasa de litio intracelular (en hematíes) está disminuida.

TERAPÉUTICA

Se utiliza para levantar los bloqueos terapéuticos en casos de tomas prolongadas d tranquilizantes o corticoides durante uno o dos meses.

Cardiovascular

— Arteriosclerosis difusa

— Leucopenia

Genitourinario

— Insuficiencia renal funcional

Endocrino

— Gota

— Hipertiroidismo

— Hiperuricemia

— Síndrome premenstrual

— Diabetes

— Alteraciones de la secreción de ADH

Nervioso

— Insomnio psíquico

— Síndromes musculares dolorosos por estados de tensión y crispación.

— Corea de Huntington

— Parálisis periódica kipokaliémica

— Epilepsia

— Migraña

Psiquiatría

— Ansiedad

— Hiperemotividad

— Depresión

— Angustia

— Agitación

— Pesimismo

— Hipersensibilidad

— Inestabilidad del humor

— Disminución de las facultades intelectuales

— Abulia

— Estados psicóticos

— Estados hipomaniacos

— Melancolía

— Fobias

— Obsesiones

— Astenia psíquica

— En general, alteraciones psicosomáticas

— Estados neuróticos

— Alteraciones psíquicas graves en sus comienzos, como: psicosis cíclicas, psicosis maniacodepresivas, alteraciones psíquicas de evolución esquizofrénica.

— Puede utilizarse en los bloqueos por tranquilizantes, por somníferos y antidepresivos.

Observaciones

En forma de oligoelemento y a las dosis indicadas (2-6 ampollas de gluconato de litio) no hay efectos secundarios como a dosis alopáticas.

FLÚOR

El flúor se encuentra en el organismo en: dientes, piel, tiroides, huesos, plasma, linfa y vísceras.

Mantiene el esmalte óseo de dientes y huesos y parece intervenir en contra de la osteoporosis. Influye en el brillo ocular.

Su metabolismo es modificado negativamente por la toma prolongada de corticoides y tranquilizantes.

NECESIDADES

La ingesta diaria tiene poco significado, ya que depende del contenido en el agua No se han determinado las necesidades.

DÓNDE SE ENCUENTRA

En el agua de beber se encuentra en cantidad variable, que suele ser de una partea 10 por millón. El agua es la principal fuente de aporte.

La fluoración artificial del agua suele ser de I parte por millón.

Un reciente trabajo publicado en el American journal of diseases of children, número 129, sobre el efecto del flúor en los dientes de 500 niños, realizado durante 10 años, aportaba las conclusiones siguientes:

El aporte de flúor debería comenzar en los primeros meses de la vida y mantenerse hasta la aparición de los dientes definitivos.

Si el aporte comienza a los 4 años, la incidencia sobre los dientes definitivos es muy débil.

La fluoración sistemática del agua es cuestionable, no sólo por este hecho sino también porque hay aún aspectos poco claros en el metabolismo del flúor. Por ejemplo:

Los habitantes de Kioto tienen más fluorosis que los habitantes del norte de Japón, aunque éstos consumen un agua más rica en flúor.

En la India, en zonas desnutridas, los casos de fluorosis son más frecuentes v más graves con concentraciones de flúor más bajas.

Estas contradicciones podrían estar en relación con la dieta y con otros factores como la polución industrial, pero lo cierto es que existen y que la dosis de fluoración del agua es sólo la mitad de la dosis a la que se observan síntomas de fluorosis (ver exceso).

Aunque el flúor en los alimentos representa una pequeña parte del aporte se encuentra fundamentalmente en:

— Trigo

— Cebada

— Arroz

— Albaricoque

— Uva

— Patata

— Rábano

— Tomate

— Espárragos

— Espinacas

— Té

CARENCIA

El déficit se suele observar en lugares donde el agua contiene menos de una parte por millón, manifestándose su carencia por caries más frecuentes.

EXCESO

En exceso, es un veneno que inhibe el metabolismo. puede originar la enfermedad denominada fluorosis.

Generalmente, es consecuencia de excesos en la fluoración del agua y de la contaminación industrial (ver artículo de «Fluorosis», El Ecologista, número 2).

La fluorosis dental endémica se da en lugares donde el contenido natural de flúor en el agua es demasiado alto. Se caracteriza por un moteado del esmalte que aparece también carcomido.

La fluorosis se traduce en un aumento de la densidad ósea con calcificaciones ligamentarias, especialmente en columna vertebral (espondilitis deformante). Esta situación se produce a partir de 10 partes por millón en el agua, o bien en casos de contaminación industrial.

Pero otros autores (Smith y Hodge, 1959) opinan que se produce a partir de:

2 partes por millón	manchas dentarias
8 ppm	esclerosis ósea
5 ppm	alteraciones tiroideas
100 ppm	retraso del crecimiento
125 ppm	lesiones renales

Hay que destacar que las lesiones no son inmediatas y que pueden tardar años en manifestarse. La tasa de flúor plasmática permanecería constante en casos de exceso.

TERAPÉUTICA

Cardiovascular

— Varices

Osteoligamentario

— Insuficiencia osteoligamentaria del niño y del adolescente

— Hiperlaxitud ligamentaria

— Raquitismo

— Epifisitis

— Enfermedad de Scheuermann

— Escoliosis

— Cifosis

— Retraso en la calcificación

— Torceduras de repetición

— Insuficiencia dorsal dolorosa

— Osteoporosis Artrosis

— Enfermedad de Paget

— Retraso en la consolidación de fracturas

Estomatología

— Problemas dentarios

MAGNESIO

Hay 25 gr de magnesio en el adulto. La tasa aumenta con la altitud.

El magnesio se encuentra fundamentalmente combinado con el calcio y con el fósforo en las sales complejas de los huesos (70 %).

El resto está distribuido en: Plasma (1'4 - 2'5 mg/ml), fundamentalmente en glóbulos rojos. Alrededor del 80% está ionizado y es difusible. El resto va ligado a proteínas séricas.

Los músculos contienen más magnesio que calcio, al revés que la sangre.

— Corazón

— Huesos

— Sistema nervioso

— Hígado

— Glándulas sexuales

— Riñón

En las células, su concentración es de 15 mEq/l.

El nivel de Mg en el líquido cefalorraquídeo es más alto que en el suero.

Sólo un 45% del magnesio ingerido es absorbido, el 55 % restante es excretado en las heces. Se absorbe en el intestino delgado y, en cierta proporción, en el estómago.

Los factores que inhiben la absorción del calcio también perturban la del magnesio: fosfato, calcio, álcalis, exceso de grasa.

La hormona paratiroidea incrementa la absorción de magnesio por el intestino.

No se acumula en el organismo.

La excreción se efectúa por riñones, hígado —vesícula biliar— páncreas y tracto gastrointestinal.

La excreción por la orina es relativamente baja ya que el riñón conserva eficientemente el magnesio. La aldosterona aumenta la permeabilidad renal para el magnesio al igual que lo hace con el potasio, para conservar el sodio. En condiciones normales entre.60 y 120 mgr de magnesio se excretan por día con la orina. Varios factores regulan la excreción renal de magnesio: las glándulas suprarrenales, los paratiroides la hipófisis y el equilibrio ácido-base. Los corticoides suprarrenales, la aldosteronas la acidosis y la hiperfunción de las glándulas paratiroides facilitan la excreción tubular distal de iones de magnesio. Una parte se elimina por la bilis y también por las materias fecales.

Con la edad, el contenido en magnesio del organismo tiende a disminuir, especialmente en los testículos y en el cerebro.

FISIOLOGÍA

Interviene en el metabolismo de los carbohidratos. Activa enzimas del proceso glicolítico, para oxidar la glucosa (fosforilación oxidativa). Activa otras muchas enzimas como fosfatasa alcalina, hexoquinasa, fructoquinasa, creatinina. fosforilasas difosfopiridina y fosfoglucomutasa.

Interviene en el metabolismo de las proteínas como coenzitna de la síntesis que tiene lugar en los ribosomas celulares.

También toma parte en la trasferencia de grupos metilo (transmetilación) y en la activación de formiato. Es cofactor en las reacciones de descarboxilación.

El magnesio disminuye la excitabilidad del sistema nervioso central. Participa con el fósforo en la reconstrucción de la sustancia nerviosa y en su metabolismo. Las acciones específicas del magnesio consisten en inhibir la liberación de acetilcolina y contrarrestar el efecto oxidante de los iones de potasio a nivel de la placa motriz.

El magnesio es el segundo catión del medio intracelular, tiene una participación fundamental en la actividad electrolitica de las células, en el equilibrio ácido-base y en los fenómenos de oxido-reducción. Juega un papel fundamental en la respiración celular y en los intercambio celulares. El magnesio es esencialmente un catalizador intracelular de fosfatasas y fosforilasas e interviene en la catálisis del ATP.

Tiene acción estimuladora sobre el peristaltismo intestinal.

Desodoriza las heces.

Regula la osificación y el equilibrio fosfocálcico. Es esencial para que el calcio se fije dónde debe y no se deposite en forma de cálculos. Regula el nivel de calcio por acción indirecta sobre la paratiroides. Disminuye la solubilidad del fosfato cálcico y aumenta la solubilidad del carbonato cálcico.

Es un antiséptico interno y externo.

Posee acción antiinflamatoria y anti infecciosa. Estimula la fagocitosis y es indispensable en el sistema de la properdina y, por lo tanto, es indispensable para la acción de los anticuerpos.

Su acción anti infecciosa ha sido extensamente investigada por Delbet en experimentación animal. Se puede decir que aumenta en general las reacciones defensivas del organismo contra las agresiones infecciosas.

Mejora la resistencia ante el stress, frío, traumatismos, intervenciones quirúrgicas. Mejora el funcionamiento psíquico y la resistencia a la fatiga. La hiperemotividad, la ansiedad y el insomnio producen una descarga del magnesio intracelular.

Reequilibra el psiquismo y el sistema vegetativo.

Tiene acción vagolítica.

Disminuye la alcalinidad de la sangre y acidifica la orina.

Aumenta la resistencia a la avitaminosis C.

Para que el magnesio penetre en las células es indispensable que exista piridoxina o vitamina B6

Posee importancia fisiopatológica en la acidosis diabética.

Es importante para una normal excitabilidad muscular, al igual que el calcio. Estimula la contractilidad de la fibra muscular lisa.

Tiene una acción sobre el sistema circulatorio reequilibrante y protectora contra los infartos. Estimula la contractilidad cardiaca. In vitro, retarda la coagulación de la sangre.

Es un factor de crecimiento y un regenerador tisular que influye sobre el anabolismo.

Aumenta la secreción biliar, tiene acción colagoga y colerética.

Es un drenador hepático.

Está presente en los jugos pancreáticos e intestinales.

Participa en procesos de anafilaxia.

Aumenta la resistencia de las uñas.

A nivel psíquico, el aporte de magnesio produce una cierta euforia, optimismo y calma, con sensación de tener más energía.

Aumenta la actividad genésica y la libido.

El magnesio juega un papel decisivo en las reacciones que producen proteínas específicas, a partir del código genético.

El magnesio contribuye a la estabilización de la doble hélice de ADN, neutralizando las cargas de los grupos fosfato de los nucleótidos que tienen tendencia a separarse.

La selectividad de la replicación del ADN está ligada a la presencia de Mg2, que

permite incorporar también interviene en la secuencia en la elaboración de ADN únicamente del ARN y desoxirribonucleótidos. El magnesio también interviene en la elaboración del ARN y en la actividad del ARN

polimerasa. La traducción de la secuencia de bases obtenida en secuencia de aminoácidos se encuentra bajo la dependencia de las concentraciones de magnesio y de calcio.

NECESIDADES

Se recomiendan 350 mg/día para el hombre, 300 mg/día para la mujer, y 150 mgl/día para niños pequeños. Durante el embarazo o la lactancia la necesidad diaria se estima en 400 miligramos.

Una dieta normal contiene de 200 a 400 mg/día, de los cuales la mayor parte no son absorbidos y aparecen en las heces.

DÓNDE SE ENCUENTRA

— Dátil

— Remolacha

— Espinacas

— Trigo

— Avena

— Patata

— Zanahoria

— Almendras

— Nueces

— Avellanas

— Maíz

— Cebada

— Castañas

— Judía verde

— Arroz

— Cerezas

— Naranja

— Pera

— Melocotón

— Albaricoque

— Polen

CARENCIA

Numerosos autores han denunciado desde principios, de siglo los efectos nefastos de una dieta pobre en magnesio. El doctor Delbet dedicó toda su vida al estudio estas carencias. Más tarde, muchos otros siguieron esta vía. Se han celebrado incluso congresos internacionales monográficos sobre este tema (ver capítulo «La industria agroalimentaria cancerígena» en el libro Lo que no le han contado sobre el Cáncer, Embid, Edit. Integral). El papel de la forma de cultivo y en especial la influencia los abonos químicos en el déficit de magnesio en suelos-plantas-animales-hombre decisivo.

El déficit de magnesio se manifiesta por numerosas alteraciones que resumimos a continuación:

— Alteración de los niveles de potasio y calcio

— Espasmofilia

— Bloqueo de la paratiroides (agravado si se absorbe vitamina D y calcioterapia)

— Tetania

— Espasmos

— Temblor

— Convulsiones

— Irritabilidad neuromuscular

— Trastornos simpáticos

— Accidentes cardiovasculares

— Trombosis

— Terreno favorable al cáncer

— Astenia

— Depresión
— Alteración en el E.C.G. (similar a la del déficit de potasio)
— Agitación
— Confusión
— Irritabilidad
— Inquietud
— Vértigos
— Respuestas excesivamente bruscas (hiperrreflexia)
— Desorientación
— Labilidad emocional
— Hiporreflexia en ocasiones
— Arritmia
— Paro cardiaco
— Fasciculaciones musculares
— Movimientos coreiformes
— Signos positivos de Chrostek y Tousseau
— Vasodilatación
— Arteritis
— Alopecia
— Necrosis glomerular y tubular
— Lesiones hepatocelulares con degeneración periportal
— Hipersensibilidad neuromuscular.

El déficit de magnesio ocurre generalmente cuando existen déficits de calcio v de potasio (cuando la concentración sérica de magnesio desciende a menos de 1 mEq/litro).

La hipomagnesemia se encuentra en casos de:

— Aporte insuficiente de magnesio, especialmente por productos cultivados químicamente

— Alimentación parenteral prolongada

— Diarrea crónica

— Poliuria

— Enfermedad de Adisson

— Diuresis excesiva por diuréticos

— Alcoholismo (disminuye la absorción y aumenta la excreción en heces)

— Vómitos excesivos

— Mala absorción intestinal

— Estenocardias

— Enfermedades ulcerosas

— Pancreatitis aguda

— Insuficiencia venal crónica

— Postoperatorios de paratiroidectonía

— Cirrosis alcohólica

— Cáncer

— Diabetes mellitus

— Nefritis crónica

— Insuficiencia cardiaca

— Acidosis

— Colampsia

— Succión nasogástrica

— Hiperaldosteronismo

— Hiperparatiroidismo

— Hipotiroidismo

— Estados postoperatorios en general

El déficit de magnesio suele ir ligado a un déficit de potasio y de calcio.

En el hipotiroidismo, la fracción de magnesio ligada a las proteínas del suero puede estar reducida, mientras que su concentración total se mantiene dentro de límites fracción normales. de magnesio El hipertiroidismo, sérico ligada en cambio, suele asociarse una concentración con la elevación normal de del magnesio total.

La hipercalcemia agrava el déficit de magnesio.

La analítica de sangre no es significativa, pues no nos proporciona datos sobre el magnesio intracelular. Por ejemplo, en la espasmofilia que mejora con el aporte magnesio no hay déficit de magnesio.

EXCESO

El exceso se da en:

— La enfermedad de Addison

— Nefritis Crónica

— Insuficiencia renal aguda y la ablación de las glándulas suprarrenales

— Perdida excesiva de agua o deshidratación, y el aumento del catabolismo.

— Entre los signos y síntomas de hipermagnesemia destacan.

— Somnolencia

— Depresión del sistema nervioso central.

— Arritmias cardiacas

— Aumento de la velocidad de conducción auriculoventricular e intraventricular

— Detención cardiaca diastólica y parálisis muscular.

— Manifestaciones en el E.C.G que se caracterizan por un aumento de los intervalos P.R y QRS elevación de la onda T, bloqueo auriculoventricular de distinto grafo y contracciones ventriculares prematuras.

TERAPÉUTICA

Respiratorio

— Tuberculosis

— Asma

— Enfisema

— Alteraciones respiratorias sin causa bronquial o pulmonar

— Catarros

Digestivo

— Colitis postinfecciosa, parasitaria o amebiana

— Colitis crónica o enterocolitis

— Insuficiencias hepáticas funcionales

— Estados de autointoxicación por insuficiencia digestiva

— Estreñimiento

— Litiasis biliar, colecistitis, infecciones biliares

— Trastornos digestivos

— Afecciones hepatobiliares

— Espasmos digestivos

— Dispepsias

— Peristaltismo defectuoso por mal funcionamiento de la vesícula

— Meteorismo

Cardiovascular

— Trombosis

— Arteriosclerosis, aterosclerosis

— Prevención de flebitis postoperatorias y postparto

— Palpitaciones cardiacas

— Dolores precordiales

— Espasmos arteriolares

— Hipertensión

Genitourinario

— Litiasis renal

— Ausencia de lívido

— Adenoma de próstata (prevención)

— Cistitis frecuentes

— Retención senil

Endocrino

— Astenia

— Envejecimiento orgánico (como complemento del Mn, Co en diátesis distónica)

— Uremia

— Astenia crónica o aguda

— Gota

— Caquexia

— Diabetes

— Temblor senil

— Retraso del crecimiento

Nervioso

— Neuritis y polineuritis

— Algias por inflamación de raíces nerviosas en procesos reumáticos

— Temblores

— Algunos síntomas de la esclerosis en placas: parresia vesical, estabilidad, alteraciones oculares

— Convulsiones

— Espasmofilia

— Vértigos

— Parestesias, calambres

— Cefaleas anorgánicas

— Tétanos

— Dolores musculares

— Rigidez muscular senil

Psiquismo

— Enfermedades mentales en general, benignas o graves

— Depresión

— Desorientación

— Confusión

— Irritabilidad

— Inquietud

— Respuestas demasiado bruscas

— Inestabilidad de carácter (infantil)

— Agitación excesiva (infantil)

— Fracasos escolares

— Hipermovilidad

— Ansiedad

— Insomnio

Osteoligamentario

— Artrosis

— Neuroartritismo

— Poliomelitis

— Dolores raquídeos

Ginecológico

— Eclampsia

Tegumentario

— Fragilidad de uñas y cabellos

— Prurito

— Pigmentaciones hepáticas y varicosas

— Eczemas

— Psoriasis

— Acné

Otorrinolaringológico

— Infecciones rinofaríngeas

— Infecciones de oídos

— Coriza espasmódica

Oftalmológico

— Fatiga visual

— Infecciones oculares

— Espasmos de los párpados

— Comienzos de cataratas

— Inicios de opacificación del cristalino

Estomatología

— Fragilidad de dientes

— Caries

— Piorrea alveolodentaria

Metabolismo y sangre

— Prevención de tumores y cánceres

— Ciertas alergias

— En general, todas las enfermedades microbianas y víricas

— Leucoplasias (curativo)

— Mamitis crónica

Observaciones

El magnesio está contraindicado en casos de insuficiencia renal a dosis ponderal.

La dosis ponderal puede variar de 2 gr/día a 10 gr/día, en el primer caso para el tratamiento de mantenimiento, en el segundo para el tratamiento de la polio.

El magnesio puede dar intolerancias digestivas de tipo diarrea, aunque se utiliza también en el tratamiento de las diarreas. Este efecto puede ser pasajero o bien persistir en algunos casos. En éstos, se puede emplear por vía intravenosa o intramuscular en solución isotónica 2-4 mg/kg de peso al día, teniendo cuidado de vigilar la tensión arterial.

ALUMINIO

FISIOLOGÍA

Las concentraciones más altas de aluminio se observan en los pulmones, el hígado, los testículos, ovarios y próstata.

El aluminio posee un papel enzimático importante, relacionado con la deshidrogenasa succínica que es un transportador de oxígeno indispensable para el organismo y punto de partida para los mecanismos de oxido-reducción.

Intensifica las reacciones del citocromo. Forma quelatos con aminoácidos y se encuentra en las transaminasas. Previene la absorción del fósforo por el intestino.

El aluminio interviene positivamente en el estado de osificación de los cartílagos fetales y del niño. Actúa también sobre los cartílagos de la «superficie« articulares.

Actúa sobre el sistema nervioso central. Aumenta la vitalidad cerebral y nerviosa.

Regula el sueño.

El contenido total de aluminio en el cuerpo humano es de 50 a 150 mg.

DÉFICIT

Produce alteraciones análogas a las de la vitamina B. Disminuye la actividad de la deshidrogenasa succínica.

TERAPÉUTICA

Psiquismo

— Atonía cerebral

— Retraso del desarrollo intelectual

— Dificultades intelectuales del niño

— Lentitud de ideación

— Surménage intelectual

— Aumento de la vitalidad cerebral y nerviosa

— Regulador del sueño

— Insomnio, especialmente cuando es meramente psíquico más que en los insomnios tóxicos, digestivos y neuroartríticos. Sin efecto hipnótico ni depresivo

— Influye favorablemente sobre algunos síntomas del mongolismo

Observaciones

— Insuficiencia renal

— Prudencia en la administración que nunca debe ser prolongada a dosis pondera

FÓSFORO

El fósforo en forma de fosfatos está ampliamente difundido en la naturaleza. Tanto en el reino mineral como en el vegetal y el animal.

El fósforo representa entre el 0'8% y el 1'1 % del peso total del cuerpo (unos 600-900 gr). Un 80 % del cual está en el esqueleto, incluyendo los dientes, en combinación con el calcio. El restante 20% se encuentra en el suero y está distribuido por todas las células.

El nivel en suero es de 34'5 mg por 100 ml en adultos. En los niños es de 4-7 mg por 1000 ml.

En el organismo, el fósforo existe en forma de sales Orgánicas e inorgánicas.

contenido de fósforo de los tejidos blandos tiene prioridad metabólica sobre el de los huesos.

El fósforo inorgánico es más ionizable y difusible a través de las membranas que orgánico. La bilis y el jugo pancreático, lo mismo que el jugo intestinal, contiene iones de fosfato en proporción considerable y contribuyen a mantener el equilibro entre la ingestión de fósforo y su excreción fecal.

FISIOLOGÍA

La absorción del fósforo está íntimamente ligada a la del calcio. Lo ideal es haya cantidades iguales de ellos en sangre, pues un exceso de cualquiera, aumenta la excreción en heces. Parece, sin embargo, que el fósforo es absorbido mas eficientemente que el calcio. Se absorbe un 70 % del fósforo presente en la dieta, y sólo un 10-30 % del calcio.

La vitamina D interviene en cl mecanismo de absorción de ambos componentes. Facilita la absorción de fósforo por cl intestino delgado.

Los fosfatos de sodio o de calcio bi o tricalcio son poco o nada asimilables, circunstancia que puede agravarse al tomar una dieta rica en calcio o en cloruro de magnesio.

La excreción del fósforo se produce por vía renal y tracto gastrointestinal. El riñón mantiene una relación entre el fósforo excretado y el fósforo presente en cl suero.

La hormona paratiroidea parathormona moviliza fósforo del hueso y aumenta la excreción de fósforo por los túbulos renales.

La vitamina D actúa en sentido contrario. Sin embargo, a dosis elevadas aumenta la pérdida de fósforo.

La hormona paratiroidea bloquea la reabsorción del fósforo cuando éste aumenta en relación con el nivel de calcio en sangre.

La acidosis aumenta la excreción de fosfato diácido por los túbulos renales, mientras que la alcalosis induce la excreción tubular de fosfato monoácido.

Es indispensable para la formación del hueso y su mantenimiento y mineralización. En el hueso, el fosfato cálcico no se encuentra inmóvil, sino en un constante proceso de entrada-fijación-salida.

Las dosis elevadas de vitamina D, el hipertiroidismo, la ACTH, los glucocorticoides suprarrenales y los preparados sintéticos de cortisona desencadenan 'la liberación de fósforo de los huesos y ocasionan osteoporosis.

La vitamina D acelera la transferencia del fosfato orgánico de los tejidos blandos a —fosfato inorgánico del tejido óseo.

Juega un papel importante en el metabolismo de los hidratos de carbono.

Contribuye a la absorción de la glucosa en el intestino mediante el proceso de fosforilación, en el cual el fósforo se combina con la glucosa y el glicerol de la grasa. Estimula la reabsorción tubular renal de la glucosa mediante el mismo proceso.

Forma parte del músculo e interviene en su metabolismo. Interviene en el transporte de los ácidos grasos, llevándolos en moléculas de fosfolípidos por la corriente sanguínea.

Forma parte de las nucleoproteínas celulares como el ADN y los fosfátidos que intervienen en la formación de numerosas enzimas en el proceso de oxidación de la glucosa y producción de energía (A.T.P.).

Contribuye al control del equilibrio ácido-base en la sangre mediante su forma de ácido fosfórico y fosfato. El ácido ortofosfórico es acidificante.

El nivel en suero es más alto en las etapas de crecimiento, probablemente como resultado de los elevados niveles de la HGH y del aumento de las necesidades de fosforo para la construcción ósea y el metabolismo.

El fósforo interviene en otras funciones. Forma parte del tejido nervioso. Es Indispensable para su buen funcionamiento, y el mantenimiento de la energía nerVb0sa, intelectual y sexual.

Los efectos terapéuticos son mejores cuando se administran derivados orgánicos como la lecitina.

NECESIDADES

Se recomienda una ración de fósforo Igual la de culc10 en la dicta, excepto en los lactantes para los cuales la proporción de fósforo debe ser más baja. Otros autores opinan que la relación de 1 a 1 en cuanto a calcio y fósforo debe mantenerse en el embarazo, el crecimiento y la lactancia, mientras que en el adulto la cantidad de fósforo ingerido debería ser mayor que la de calcio en una relación de 1-1'5. Normalmente, la dieta aporta el fósforo suficiente.

DÓNDE SE ENCUENTRA

— Almendras

— Trigo, especialmente en el germinado

—Ajo

— Avena

— Flores de capuchina

— Cebada

— Guisantes nuevos

— Maíz

— Judías frescas

— Lentejas

— Coles

— Espinacas

— Cebolla

— Lechuga

— Zanahoria

— Manzana

— Arroz

— Apio

— Patata

— Coliflor

— Puerro

— Ciruela

— Fresa

— Tomate

— Escarola

— Pepino

— Castañas

— Setas

— Alcachofas

— Nueces

— Avellanas

— Leche

— Lácteos

— Carne magra

CARENCIA

La hipofosfatemia se manifiesta fundamentalmente por síntomas como: debilidad muscular, alteraciones óseas, osteomalacia y raquitismo.

La hipofosfatemia se produce en:

— Aumentos consumo de glúcidos, como por ejemplo en el restablecimiento de la acidosis diabética.

— Afecciones intestinales con dificultad de absorción de fósforo, como sprue y enfermedad celiaca.

— Trastornos del balance calcio-fósforo en osteomalacia y raquitismo Hiperparatiroidismo primario.

— Ingestión insuficiente con la dieta.

— Por aumento de la excreción renal de fósforo Hiperparatiroidismo.

EXCESO

El exceso de fósforo es responsable de síntomas fundamentalmente musculares, como tetania.

Se producen casos de:

— Insuficiencia renal

— Hipoparatiroidismo

— Ingestión excesiva

— Administración endovenosa de fósforo en forma demasiado rápida

— Glomerculonefritis aguda y crónica

— Crecimiento excesivo de los huesos, como en los niños pequeños y los acromegálicos

TERAPÉUTICA

No es un oligoelemento fisiológicamente.

Respiratorio

— Fenómenos espasmódicos respiratorios, especialmente asma infecciosa

— Tuberculosis

— Tosferina

Digestivo

— Espasmofilia digestiva

Cardiovascular

— Asistolia

— Insuficiencia cardiaca

— Alteraciones espasmódicas de carácter circulatorio

Endocrino

— Espasmofilia en relación con disfuncionamientos paratiroideos

— Astenia intelectual o física

— Desmineralización

— Trastornos paratiroideos

Nervioso

— Contracturas musculares dolorosas

— Hiperreflexia tendinosa

— Espasmofilia neuromuscular

— Astenia muscular

— Neuritis

— Tetania

Osteoarticular

— Osteoporosis

— Dupuytren

— Afecciones óseas

— Enfermedad de Paget

Psiquiatría

— Neurosis

— Ideas fijas, obsesión

Tegumentario

— Enfermedad de Besnier-Boeck-Schaumann (afección reticuloendotelial caracterizada por la aparición de numerosos nódulos pequeños o grandes, con infiltración de la dermis, que puede adoptar diversas localizaciones. La oligoterapia sólo es activa en las formas pulmonares)

— Esclerodermia

AZUFRE

El nivel de azufre en plasma varía de 1'5 a 0'7 mili equivalentes por litro.

Se encuentra en todos los organismos, en las paredes arteriales, en la bilis, en cartílago, en la suprarrenal, en la insulina, en la vitamina BI

El azufre orgánico es de dos clases: proteínico, no proteínico. Incluye los sulfolípidos y los sulfátidos.

Las formas proteínicas incluyen los aminoácidos que contienen azufre (metionina Y cistina), las glucoproteínas (sulfatos + ácido sulfúrico + carbohidratos) que se encuentran en cartílagos, tendones y matrices óseas, los productos que provienen de la detoxicación intestinal bacteriana y también otros compuestos orgánicos tales como heparina, insulina, tiamina, biotina, ácido lipoico, coenzimas, proteínas del pelo y de la piel, queratina.

Las formas inorgánicas de azufre son los sulfatos combinados con sodio, potasio y magnesio.

FISIOLOGÍA

Los sulfatos inorgánicos son absorbidos intestinalmente al igual que los orgánicos, previa escisión de sus proteínas. La metionina y la cistina son las fuentes más importantes de azufre.

La excreción del azufre se produce por vía urinaria. La excreción está en relación con la cantidad de proteínas ingeridas (fuentes esenciales de azufre) y con la degradación de proteínas celulares.

La mayor parte es convertido en sulfato y eliminado como tal.

El ión sulfato contribuye a acidificar la orina, es decir que una dieta rica en proteínas tiene este efecto. También se citrina una pequeña cantidad de azufre orgánico.

El azufre juega un papel esencial en el mantenimiento de la estructura proteica, mediante sus enlaces disulfuro (s-s-s) que unen cadenas de péptidos.

Activa ciertas enzimas de la respiración celular Y la oxidación biológica por medio de sus grupos sulfhidrilos = SH (glutación).

En el metabolismo energético los grupos sulfhidrilo juegan un papel importante debido a la alta energía que desprende la rotura de su enlace. Este es un importante aspecto de la actividad del acetil coenizma A.

Participa en procesos de detoxicacion hepática por conjugación de tóxicos con el sulfato activo. Es un depurativo.

Desintoxicación con Bal en los envenenamientos graves con metales pesados.

Contribuye a la formación de los huesos, dientes y tendones, facilitando la asimilación del calcio.

NECESIDADES

La alimentación aporta la cantidad necesaria.

La fuente más importante son los aminoácidos azufrados cistina y metionina, que suministran de 0'6 a 1'6 gr.

DÓNDE SE ENCUENTRA

— Ajos

— Cebolla

— Berros

— Puerros

— Rábanos

— Cebada

— Melocotón

— Maíz

— Arroz

— Patata

— Dátil

— Castaña

— Coles

— Trigo, especialmente germinado Pepino

— Avena

— Almendras

— judías verdes

— Cerezas

— Naranjas

— Fresas

— Albaricoque

— Pera

— Soja

— Arroz

— Nueces

— Lentejas

EXCESO

El exceso de azufre se encuentra en algunas alteraciones congénitas del metabolismo del tejido conjuntivo en las que está aumentada la eliminación de sulfomucopilisacáridos (síndrome de Hurler y Morquio).

TERAPÉUTICA

Se asocia al manganeso para tratar el terreno artrítico alérgico.

Respiratorio

— Asma alérgico

— Bronquitis

Digestive

— Insuficiencia digestiva hepática o gástrica

— Infecciones intestinales

Cardiovascular

— Arteritis

— Hipertensión

— Aterosclerosis

Endocrino

— Gota

— Senectud

— Diabetes senil

— Acetonemia del niño

Nervioso

— Migrañas

— Neuralgias

Osteoligamentario

— Artritis

— Astrosis

— Algias reumáticas

— Alteración de la nutrición de tejidos tendinocartilaginosos

— Distrofias consecutivas a reumatismos

Ginecológico

— Metritis

— Vaginitis

Tegumentario

— Alteración las faneras

— Eczema

— Dermatosis en general

— Liquen plano

— Enfermedad de Bernier Boeck Schaumann

— Lupus eritematoso

— Psoriaris

— Urticaria

— Edema de Quinque

— Acné

Otorrinolaringología

— Sinusitis

— Laringitis

— Faringitis

— Coriza

Observaciones

La combinación yodo-azufre es equivalente a la combinación tiroides-hígado, utilizada en la mayoría de los casos con dominante artrítica.

POTASIO

El organismo contiene el doble de potasio que de sodio. Un adulto dc 75 kg tiene 250 gr de potasio.

Se encuentra intracelularmente en su mayor parte.

También se encuentra en el líquido extracelular.

En el suero sanguíneo está presente a concentraciones de 14-20 mg/ml. Esto representa una concentración de 3'5 a 5 mEq/l.

En la célula esta concentración es muy superior, del orden de 115 mEq/l.

FISIOLOGÍA

El potasio en orina es aproximadamente el mismo que el ingerido. Desempeña un papel fundamental en el equilibrio hídrico tisular. El potasio es el catión principal del agua en el interior de la célula. Mantiene, junto con el sodio, la presión osmótica y el balance acuoso.

Es un componente de los jugos digestivos, y parte del potasio excretado de este modo es reabsorbido.

En las heces se pierde poco.

El riñón es el encargado de mantener constantes los niveles de potasio, independientemente de la cantidad aportada.

Cuando hay alteraciones del equilibrio ácido-base, el riñón se encarga de excretar más o menos potasio para compensarlas.

La corteza suprarrenal por med9) de sus hormonas, especialmente la aldosterona. influye también en la excreción de potasio.

Posee acción sinérgica con el sodio.

Posee una acción antagonista con el calcio y el magnesio.

Regula el equilibrio ácido-base con los iones sodio e hidrógeno.

En el líquido extracelular, intervienen sobre la actividad muscular, especialmente en la del miocardio.

Regula la excitabilidad neuromuscular, junto con el sodio y el calcio ionizados, al igual que la transmisión nerviosa y la contracción de las fibras.

Pequeñas variaciones del potasio en el suero pueden alterar el ECG.

El potasio se almacena con el glucógeno en la glucogenogenesis. En la acidosis diabética el aporte de insulina y glucosa produce un almacenamiento de glucógeno y una retirada del ptasio serico, y la hipopotasemia resultante puede ser mortal. Por eso se administra potasio en este caso.

El potasio es esencial para el almacenamiento de nitrógeno, como constituyente de las proteínas musculares. En las pérdidas de tejido muscular se pierden ambos. La reposición incluye, además de los aminoácidos, potasio para fijar el nitrógeno.

Es importante para la actividad enzimática: piruvatokinasa, acetil-coenzima a sintetasa, fosforilación de la creatina. Contribuye a la formación de las células Sanguíneas.

NECESIDADES

Se requieren de dos a cinco gramos por día.

La dieta normal suministra unos tres gramos/día.

DÓNDE SE ENCUENTRA

—Jugos de frutas abundantemente

— Carnes

— Legumbres

— Verduras

— Granos enteros

— Frutas como: naranjas, plátanos, ciruelas.

DÉFICIT

No se conoce el déficit en la dieta. Esta suele incluir cantidades entre 40 y 90 mEq/día.

La privación total de potasio durante 5 días provoca una pérdida del 25 % del potasio muscular y del 54 % si persiste más de 20 días.

La falta de potasio origina debilidad muscular, confusión mental, vértigos, sed, perturba el ECG, altera la excitabilidad tisular, produce irritabilidad muscular, parálisis, taquicardia, galope, paro cardiaco, nefropatías.

La hipopotasemia puede ser consecuencia de: desnutrición, destrucción tisular, diarrea, vómitos, aspiración gástrica y de diuréticos como la clorotiazida y la acetozolamida.

El potasio disminuye en le miocardio afectado de insuficiencia cardiaca, lo que hará más sensible a la digital.

El potasio disminuye en el miocardio afectado de insuficiencia cardiaca, lo que lo gantes, a causa de las enfermedades renales.

Los pacientes debilitados por cualquier causa son propensos al déficit.

— Corticoides
— Síndrome de mala absorción intestinal
— Sudoración excesiva
— Estenosis pilórica
— Exceso de hormonas suprarrenales o ACTH Regaliz
— Cushing
— Parálisis paroxística familiar

EXCESO

La hiperpotasemia causa:

— Entumecimiento de extremidades
— Mala respiración por debilidad de los músculos respiratorios
— Confusión mental
— Dilatación cardiaca
— Disminución del ritmo
— Parada cardiaca puede ser consecuencia de:
— Insuficiencia renal
— Deshidratación intensa
— Shock
— Insuficiencia corticosuprarrenal
— Inyección intravenosa demasiado rápida
— El cloruro de potasio, empleado en la medicina alopática, tiene efectos secundarios como dispepsia, pirosis y úlceras gastroduodenales.

Por otra parte, las sales neutras, que de hecho son alcalinas, sólo están indicadas en las nefropatías intersticiales y en la diabetes acidósica, pero en la mayoría de los casos el déficit de potasio no se acompaña de acidosis sino de alcalosis sanguínea, y por lo tanto las sales alcalinas de potasio están contraindicadas.

La inyección intravenosa de potasio es muy peligrosa y debe ser sustituida por una perfusión lenta.

TERAPÉUTICA

Respiratorio

— Afecciones pulmonares consecutivas a la menopausia

Digestivo

— Déficit del peristaltismo intestinal

Cardiovascular

— Tónico cardiaco y muscular

— Miocarditis senil

Genitourinario

— Oliguria

Endocrino

— Astenia

— Astenia muscular

— Obesidad por retención hídrica

— Senectud

Osteoligamentario

— Artrosis postmenopáusica

— Algias reumáticas

— Enfermedad de Paget

— Reumatismo crónico

— Poliartritis crónica evolutiva

MANGANESO

El manganeso está presente en los vegetales a concentraciones de 0'3 mg a 17'6 mg por kilo de peso, localizándose especialmente en los órganos reproductores.

En los animales, la concentración es de 0'2 a 4 mg/kg, localizado fundamentalmente en el hígado, los músculos y la sangre.

Las mayores concentraciones de manganeso se encuentran en el hueso, hígado pófisis, páncreas, riñones e intestino. Las concentraciones más bajas se observan en s pulmones, sangre y médula ósea.

FISIOLOGÍA

El manganeso tiene una acción sobre hígado, huesos, ligamentos, piel, riñones, hipófisis, sangre, glándulas salivales, retina.

Su concentración máxima se localiza en hígado y riñón.

En sangre, el manganeso presenta una proporción de 0'0001 C/c. En el adulto esto equivale a 10mg/ 100 ml.

El manganeso es absorbido por las células mucosas del yeyuno y se excreta fundamentalmente con la bilis y también con el jugo pancreático y el jugo entérico, y sólo en pequeñísima proporción a través de las células epiteliales de los túbulos renales. Cantidades menores son secretadas directamente por los ácidos pancreáticos y las células mucosas intestinales. Por consiguiente, las materias fecales constituyen su principal vehículo excretorio. Alguna cantidad insignificante de manganeso en la sangre es convertida en quelatos y finalmente eliminada por los riñones.

El manganeso tiene acción sobre las reacciones de oxidorreducción, especialmente en el hígado (fosforilación oxidativa, oxidasas, lipasas, enzimas del catabolismo nitrogenado).

Es necesario para la síntesis de la hemoglobina.

Es esencial en el metabolismo de los principios inmediatos orgánicos:

En el metabolismo de los carbohidratos, activa diversas reacciones de conversión por 'vía glicolítica y ciclo de Krebs en la oxidación de la glucosa.

En el metabolismo de los lípidos activa el factor clarificador de la grasa en el suero (lipasas).

Actúa como cofactor en la síntesis de los ácidos grasos de cadena larga.

En el metabolismo proteico activa las interconversiones de aminoácidos. Activa la peptidasas para el desdoblamiento específico de aminoácidos como la leucina.

Interviene en las funciones reproductoras.

Es un regulador importante de la acción glandular sobre el crecimiento.

Posee acción sobre la lactancia.

Está relacionado con el tiroides.

Refuerza la inmunidad aumentando la formación de antitoxinas.

Es un desensibilizante poderoso en los fenómenos anafilácticos.

Activa numerosos enzimas del ciclo de Krebs, coenzima de la Interviene en la síntesis de acetilcolina por el tejido nervioso.

Interviene de forma directa en la actividad de las peptidasas.

Activa la desoxirribonucleasa y la arginasa. Esta última interviene en la formación de urea en el hígado, evitando la acumulación tóxica de amoniaco.

Activa también la carboxilasa, la fosfatasa, hidrolasa, oxidasa.

Ayuda a la fijación de los minerales (calcio, hierro).

Interviene en la acción del complejo vitamínico B. en le BeriBeri experimental, la vitamina B en ausencia de manganeso no actúa y los trastornos no regresionan.

Según Pfeiffer, el manganeso es el factor metálico que influye en el proceso rememoración de los sueños.

La ingestión excesiva de calcio, fósforo y hierro con la dieta inhibe la absorción intestinal de manganeso. Por consiguiente, no sólo las vitaminas, sino también los demás metales y minerales influyen en el contenido de manganeso en el organismo.

NECESIDADES

En los primeros seis meses: el aporte alimenticio vana entre 2’5 y 25 microgramos por kg de peso al día. Estas cifras varían en función de la edad, del tipo de leche y de los alimentos sólidos que el niño consume.

Al empezar a tomar alimentos sólidos, aumenta el aporte de manganeso.

Hasta los tres años la ingesta media es de microgramos por kilo de peso al día, es decir de unos 2.500 microgramos.

En el adulto los aportes son de 2 a 3 mg/día.

No se ha observado toxicidad con aportes de unos 9 mg al día y algunos autores llegan hasta considerar normales 15 mg/día.

DÓNDE SE ENCUENTRA

— Espárragos

— Trigo

— Nueces

— Cebada

— Arroz

— Espinacas

— Champiñón

— Remolacha

— Lechuga

— Maíz

— Berros

— Albaricoques

— Coles

— Ciruelas

— Apio

— Dátil

— Patata

— Uva

— Pera

— Zanahoria

— Cebolla

— Escarola

— Diente de león

— Cereza

— Manzana

— Naranja

— Hígado

— Riñón

— Páncreas

— Polen

— Salvado

— Soja

DÉFICIT

En el ganado que pasta en regiones con musgos pobres en manganeso se han observado síntomas de carencia, retraso en el crecimiento, perturbación de la reproducción, anemias, anomalías óseas y crecimiento defectuoso de los huesos, neurológicos (ataxia), descalcificación, hipercelularidad de la médula ósea, disminución de la fosfatasa alcalina sérica, degeneración testicular, períodos menstruales irregulares, fertilidad aminorada, ataxia, pérdida del equilibrio, mala coordinación bajos niveles de colesterol en la sangre y degeneración grasa del hígado.

En el hombre no se conocen estados carenciales, pues la dieta aporta teóricamente cantidades suficientes de manganeso. Ni siquiera se han detectado carencias en lactantes, a pesar de que las pérdidas en las primeras semanas son 5 veces mayores que las cantidades aportadas por la leche materna.

La carencia de manganeso en la dieta de la rata produce una degeneración del tejido germinal testicular (probablemente por afectación hipofisaria), acortando la supervivencia de los animales.

En el pollo, el déficit de manganeso produce deformaciones óseas.

El manganeso es muy abundante en las zonas de osificación, lo que puede tener relación con el papel de efectos de fosfatos que algunos autores (Roche y Courtois) le atribuyen.

EXCESO

Es tóxico por inhalación en industrias y minas.

Se acumula en el hígado y en el sistema nervioso central, dando síntomas parecidos al Parkinson.

El exceso de manganeso disminuye, además, las velocidades de absorción del hierro, calcio y fósforo en el intestino y dificulta la síntesis de hemoglobina y el depósito de calcio y fósforo en los huesos.

TERAPÉUTICA

— Reequilibrador del terreno artrítico-alérgico o diátesis I

Respiratorio

— Asma alérgica (accesos periódicos, variables con clima, lugar, estación, predominancia nocturna, períodos de mejoría entre las crisis, producidos por un alérgeno de origen exógeno)

Digestivo

— Alteraciones hepáticas con alteraciones digestivas variadas

Cardiovascular

— Variaciones tensionales (tanto hiper como hipo) mal toleradas, con síntomas de cefaleas, alteraciones visuales, vértigos, taquicardia, etc.

— Coronaritis

— Arteritis

— Genitourinario

— Disfuncionamiento prostático

Nervioso

— Migrañas (con alteraciones digestivas, oftálmicas, atribuidas clásicamente al hígado)

— Psiquismo

— Comportamiento nervioso, inestable, irascible en ocasiones

— Irritabilidad

Osteoligamentario

— Dolores articulares artríticos sin aumento de la velocidad de sedimentación, fugaces, móviles

— Reumatismo inflamatorio

— Reumatismo gotoso

— Reumatismo coexistente con la menopausia

Ginecológico

— Dismenorreas

— Regla frecuente

— Regla abundante

Tegumentario

— Urticaria

— Edema de Quinque

— Reacciones pruriginosas periódicas o crónicas

— Eczemas alérgicos de sensibilización

— Mala cicatrización de heridas

— Alteraciones de las faneras) uñas, cabellos

Otorrinolaringológico

— Coriza espasmódica o catarro del heno ligada a un alérgeno exógeno

Endocrino

— Distiroidismos en general, hipertiroidismo con signos basedowianos

— Astenia matinal que desaparece con el esfuerzo

Sangre y metabolismo

— Anemia por insuficiencia de la tasa de hemoglobina

— Estados de autointoxicación en individuos civilizados y sedentarios

— Patologa exótica

— Alergias alimenticias

Observaciones y contraindicaciones

— Puede dar reacciones de intolerancia.

— Puede reactivar temporalmente los síntomas del paciente, lo que implica detener el tratamiento durante unos días para volver a reanudarlo posteriormente.

— Contraindicado en tuberculosis y afecciones pulmonares en período de evolución.

HIERRO

El organismo humano contiene alrededor de 45 mg de hierro por kg de peso. En una persona de 70 kg hay 4'2 gramos de hierro (apenas es un oligoelemento).

FISIOLOGÍA

1. Transferrina.

2. Hemoglobina (75 % del total).

3. Ferritina en hígado, bazo, médula ósea (almacén).

4. Hierro celular, 5 % en el sistema enzimático oxidativo; mioglobina citocromos y otros constituyentes celulares.

Absorción de hierro: el hierro llega como hierro férrico Fe a partir del alimento. En el estómago los ácidos lo convierten en ferroso Fe y en esta forma se absorbe. Sólo pasará a la sangre un 10-30% del ingerido, fundamentalmente en el estómago y el duodeno. El resto pasará a las heces. La absorción se regula en el propio intestino, al combinarse el hierro con una proteína (apoferritina) dando ferritina. Cuando todas las células intestinales están saturadas de ferritina, deja de fijarse el hierro de la luz intestinal.

La absorción y su umbral varían mucho según las necesidades. Aumentan en casos de embarazo, crecimiento, hemorragias, hiperproducción de glóbulos rojos.

Algunos factores facilitan la absorción del hierro. Por ejemplo: la vitamina C facilita la absorción del hierro mediante su acción reductora y el efecto sobre la acidez del estómago.

La cantidad de ácido clorhídrico gástrico también influye en la absorción del hierro.

El calcio, al combinarse con los fitatos y los fosfatos, contribuye a eliminarlos, lo que evita que estas sustancias perturben la absorción de hierro.

Los grupos Sh procedentes de los aminoácidos azufrados también colaboran en la transformación de hierro férrico a ferroso, única forma en que es absorbible.

Otros factores interfieren con la absorción del hierro: la gastrectomía, los síndromes de mala absorción, la diarrea, las infecciones graves, la presencia de agentes enlazantes como fosfatos, fitatos, oxalatos, el té y el café.

El hierro es transportado por la transferrina (que es una betaglobulina). Si cuando es absorbida era hierro ferroso, volverá a transformarse en hierro férrico por oxidación. El 70 % no se combina con esta proteína, sino que permanece libre.

El hierro se almacena en hígado, bazo y médula ósea en forma de ferritina Y de hemosiderina (óxido férrico ligado a proteína). El hierro se moviliza según las necesidades de formación de la hemoglobina. De 20 a 25 mg diarios en la síntesis de la hemoglobina.

El hierro se excreta en las heces, como vimos, De 0´2 a 0'5 mg/día.

Una pequeña cantidad se pierde por la orina: I mg. En la menstruación se pierden unos 20 mg.

El hierro que proviene de la destrucción de los hematíes que viven unos 120 días es reciclado casi en su totalidad (90 %).

Diariamente, sólo se puede resintetizar un uno por ciento del total de la hemoglobina corporal, para lo que se necesitan 20 mg de hierro' La mayor Parte del cual se obtiene a partir de la hemoglobina de los glóbulos rojos destruidos, Sólo se precisa un miligramo para suplir las pérdidas urinarias, que debe entrar a partir de la dieta.

La función esencial del hierro es la formación de hemoglobina. El hierro es el núcleo de la molécula proteica hem. Por lo tanto, el hierro es esencial para el transporte del oxígeno en el organismo.

El hierro interviene además en diversos sistemas enzimáticos:

Oxidación de glucosa para la producción energética. Forma parte de los citocromos que se utilizan en las cadenas oxidativas productoras de ATP.

También participa en los enzimas flavínicos deshidrogenasa y transportadores de electrones, actuando como acelerador enzimático.

Es un cofactor en los enzimas xantino-oxidasa.

Se considera que el hierro es un normalizador del metabolismo enzimático.

NECESIDADES

En el recién nacido hay una reserva de hierro que dura unos 3 o 6 meses, almacenada en el hígado.

La leche no suministra hierro y si la lactancia se prolonga debe suplementarse con alimentos ricos en hierro (6-15 mg/día).

Niños de 1-3 años: 15 mg/día.

Niños de 3-12 años: 10 mg/día.

Niños de 12-18 años (varón): 18 mg/día.

Las necesidades de hierro aumentan en el crecimiento y en el embarazo: 30-60 mg de hierro diarios como suplemento, a partir del segundo trimestre.

En el adulto masculino la dieta debe aportar mg/día.

En la mujer adulta unos 18 mg/día debido a la menstruación.

En general, la dieta contiene más hierro del necesario, pero si es de 2.000 calorías para una vida sedentaria, puede haber déficit.

DÓNDE SE ENCUENTRA

— Vísceras, hígado

— Carne

— Yema de huevo

— Trigo entero

— Marisco

— Verduras

— Nueces

— Legumbres

— Berros

— Zanahorias

— Avena

— Espinaca

— Avellana

— Almendras

— Centeno

— Dátil

— Arroz

— Nueces

— Lentejas

— Lechuga

— Cebada

— Puerro

— Coles

— Patata

— Espárragos

— Maíz

— Castañas

— Guisantes

— Judías

— Ciruelas

— Cerezas

— Albaricoque

— Manzana

— Pera

— Naranja

— Fresa

— Frambuesa

— Escarola

— Perejil

— Polen

DÉFICIT

Puede haber una anemia del lactante si no se suministra hierro a partir de los tres o seis meses.

La anemia hipocrómica por falta de hierro puede deberse a: déficit en la dieta, pérdida de sangre excesiva, incapacidad para formar hemoglobina en ausencia de otros factores necesarios, como: vitamina B12 (anemia perniciosa), ácido fólico (anemia megaloblástica), carencia de ácido clorhídrico en el estómago, presencia de inhibidores de la absorción ya vistos.

Es muy frecuente en mujeres la anemia debida a pérdidas menstruales.

Un estudio de la HISTA ha demostrado que una mujer de cada 6 tiene reservas nulas de hierro, y tres cuartas partes tiene reservas incompletas. La muestra de mujeres estudiadas poseía un alto nivel sociocultural y estaban todas en edad de procrear.

En el sexto mes del embarazo el 61 % de las francesas y el 81 % de las inmigradas presentaban carencia de hierro. El gasto de hierro que supone el embarazo sólo sería recuperable a los 3 años, lo que podría jugar un papel importante en la fatiga y en la disminución de la resistencia de la joven madre en relación con las infecciones.

Las carencias de hierro se detectan gracias a una clasificación radio inmunológica de la ferritina en el suero.

EXCESO

Puede haber exceso de hierro por las causas siguientes: destrucción masiva de glóbulos rojos (paludismo, anemia hemolítica), aporte excesivo de hierro, como por ejemplo en el caso de los bantúes, que cocinan en recipientes de hierro y se alimentan fundamentalmente de maíz, que tiene pocos fosfatos para ligar el hierro e impedir su absorción. Exceso de transfusiones. La hemocromatosis, probablemente genérica, más frecuentemente en los hombres, cursa diabetes con acúmulos grave. de hierro en tejido, pigmentación bronceada, alteración hepática y El exceso de aporte también puede provenir de una ingesta excesiva de vinos baratos, sidra, o por ingesta abusiva de fármacos a base de hierro.

En los casos de exceso que aporte el mecanismo de control de absorción descrito anteriormente, se vería desbordado y como el organismo no tiene apenas medios de liberarse del hierro una vez éste se encuentra dentro de él, aparece la siderosis. La siderosis se acompaña de cirrosis hepática.

TERAPÉUTICA

Respiratorio

— Tuberculosis

Digestivo

— Clorosis

— Déficit del peristaltismo intestinal

Endocrino

— Trastornos del crecimiento

— Debilitamiento general

Osteoligamentario

— Reumatismos inflamatorios

Metabolismo y sangre

— Anemia

— Leucopenia

Ginecología

— En período de lactancia

Observaciones

Su utilización catalítica es discutida. Según Menetrier, parece inhibir los catalizadores que se le asocian.

COBALTO

Está localizado en el reino vegetal, especialmente en fanerógamas y criptógamas.

Su ausencia en determinados suelos ha ocasionado enfermedades del ganado que durante mucho tiempo fueron inexplicables hasta que se encontró que agregando a la ración alimenticia vestigios de cobalto, éstas curaban.

En la sangre se encuentra a concentraciones de 1 microgramo por 100ml, aproximadamente.

Se encuentra fundamentalmente almacenado en el hígado, pero también el páncreas es rico en cobalto.

El principal aporte de cobalto es absorbido como constituyente de la vitamina B12

El cobalto no absorbido se excreta en las heces.

Hay probablemente una excreción de cobalto urinario.

FISIOLOGÍA

El cobalto forma parte de la vitamina B12, la cianocobalamina, que deriva de la porfirina. La vitamina B12 interviene en la formación de eritrocitos.

Es, por lo tanto, un factor antianémico junto con el hierro y la vitamina B12.

Desempeña un papel en la formación de la hemoglobina, junto con el cobre y el hierro.

Su presencia es necesaria para la formación del hierro.

Juega un papel no sólo en la eritropoyesis, sino también en la eritropoyetina renal.

Interviene en el metabolismo de los glúcidos, siendo hipoglucemiante al aumentar la fijación tisular de glucosa.

En dosis débiles acelera la fermentación láctica y en elevadas la inhibe.

Posee relaciones con la insulina y con el zinc.

Es un regulador del sistema vagosimpático.

Tiene acción simpaticolítica.

Es un antagonista de la adrenalina a nivel de las terminaciones simpáticas. Tiene acción hipotensora y vasodilatadora.

El cobalto interviene en la acción de algunas enzimas como activador o como inhibidor.

A dosis pequeñas, estimula la actividad de la penicilina y a dosis altas es un antagonista de la misma.

Interviene en la fecundidad.

NECESIDADES

Se desconocen cuáles son las necesidades humanas de cobalto, pero se supone que deben ser mínimas.

Una cantidad de 0'45 a 0'9 microgramos diarios mantiene la función de la médula ósea en pacientes con anemia perniciosa.

Se supone que cantidades del orden de 150-600 microgramos/día son suficientes.

DÓNDE SE ENCUENTRA

El cobalto se encuentra en la vitamina B12 preformada; ésta sería su forma de aporte ideal. Se encuentra en los animales que la han sintetizado con ayuda de las bacterias intestinales.

La vitamina B12 se encuentra en:

— Hígado

— Riñón

— Carne magra

— Pescado

— Leche

— Huevos

— Queso

El cobalto se encuentra, además, en:

— Ostras

— Legumbres

— Vegetales de hojas

— Cereales integrales

CARENCIA

El déficit de cobalto en la dieta produce un déficit de vitamina B12 que se traduce por anemia perniciosa.

EXCESO

El aumento de cobalto ocasiona un aumento de glóbulos rojos con mucha hemoglobina, policitemia.

En animales, además de la policitemia, hay anorexia y adelgazamiento.

En el tratamiento de las anemias de origen nefrítico o infeccioso, en las anemias infantiles o gravídicas, se han utilizado sales de cobalto a dosis altas (25-30 mg de Co/día), produciéndose alteraciones yatrógenas como: hiperplasia tiroidea, mixedema, insuficiencia cardiaca congestiva en el lactante.

Estas dosis son mil veces mayores que las que aporta la dieta ordinaria.

TERAPÉUTICA

Digestivo

— Bloqueos digestivos

— Crisis de aerofagia

— Manifestaciones espasmódicas

— Hipo

— Gastritis

Cardiovascular

— Espasmos y bloqueos vasculares

— Arteritis de los miembros inferiores especialmente

— Arteriosclerosis

— Hipotensión

— Palpitaciones

— Variaciones tensionales

— Cianosis y livideces de extremidades

— Raynaud

— Coronaritis

— Angina de pecho

Endocrino

— Simpaticotonia

Nervioso

— Neuritis

Psiquiatría

— Angustia

Tegumentario

— Alergias con carácter espasmódico

— Urticaria

Metabolismo y sangre

— Anemias

Observaciones

— A veces produce reacciones de intolerancia.

NÍQUEL

Se encuentra en los pulmones, corazón, ovarios, testículos y páncreas. Es indispensable para el funcionamiento del páncreas y especialmente útil en casos de diabetes.

FISIOLOGÍA

Aumenta la fijación y el catabolismo de la glucosa en el tejido adiposo.

Activa la transformación de glucosa en glucógeno.

Cataliza ciertos enzimas: arginasa-tripina y carboxilasa, pero inhibe a la fosfatasa ácida.

DÓNDE SE ENCUENTRA

— Brotes de soja

— Lechugas

— Cebollas

— Apio

— Ajos

— Algas

— Habas verdes

— Zanahoria

— Berro

— Col

— Espinaca

— Uva

— Tomate

— Champiñón

— Higos

— Pera

— Ciruela

— Albaricoque

— Cereza

— Trigo (salvado)

— Judías frescas

— Patata

— Maíz

— Berro

— Uva

— Arroz

DÉFICIT

En los animales, la dieta deficitaria origina animalias ultraestructurales de los hepatotictos y alteraciones del consumo de oxígeno en los homogeneizados de hígado. Hay un aumento de la cantidad de fosfolípidos hepáticos. Hay, además, un aumento de la mortalidad fetal y una disminución de la actividad física.

EXCESO

No se ha señalado ningún caso de intoxicación humana atribuible a la contaminación de los alimentos por este metal.

En animales alimentados con exceso de níquel se ha observado un descenso de la retención de nitrógeno y un retraso del crecimiento.

La intoxicación por níquel da lugar a neumonitis y eczemas. Experimentalmente produce cáncer de pulmón.

TERAPÉUTICA

Se utiliza combinado (ver zinc, níquel, cobalto).

COBRE

El cuerpo humano adulto sólo contiene unos 100-150 mg de cobre. Esta cantidad está distribuida principalmente en los músculos, el bazo, los huesos, el hígado, el corazón, los riñones, el sistema nervioso central y las proteínas del plasma.

La mayor parte del cobre de los leucocitos se halla en los eosinófilos y en menor medida en los basófilos. La cantidad de cobre en las plaquetas es insignificante.

Los valores en el suero, aunque son variables, oscilan entre 130-230 microgramos por 100 ml.

Alrededor del 5 % del cobre en el suero está ligado a la albúmina, un 95 % está ligado a una alfaglobulina, la ceruloplasmina.

FISIOLOGÍA

El cobre se absorbe en la porción proximal del intestino delgado, después es transportado por la albúmina del plasma. Antes de las 24 horas el cobre se liga a la alfaglobulina para formar ceruloplasmina.

Entre un 50 y un 75 % del total es almacenado en músculos y huesos. Las concentraciones más altas lo hacen en el corazón, el riñón, el hígado y el sistema nervioso central.

La principal vía de excreción es la bilis, que elimina el intestino. Algo se pierde también en la orina, el sudor y el flujo menstrual.

La absorción puede verse reducida por la presencia de fitatos solubles en los alimentos.

La disponibilidad puede a su vez verse reducida por ciertos estados capaces de favorecer la interacción entre sulfuros endógenos y exógenos y el cobre intestinal. La utilización del cobre puede verse perturbada por la presencia de cadmio en la dieta (aunque sólo sea de 3 microgramos por gramo).

El cobre, como el hierro, interviene en el sistema oxidativo de los citocromos celulares, para producir energía.

También es un constituyente de otras enzimas oxidantes de los aminoácidos, aminoxidasas. Forma parte también de enzimas como citomonooxidasas y la tirosinasa. El cobre también forma parte de las enzimas dopamino-hidroxilasa, urato-oxidasa y superóxido-dismutasa.

Su intervención en los procesos de oxidorreducción con función catalítica es más destacada en la síntesis de la hemoglobina.

Interviene en la actividad de la catalasa.

Interviene en la oxidación de los grupos sulfhidrilos de la prequeratina.

El cobre es esencial para la hematopoyesis, para la síntesis de la hemoglobina. Favorece la incorporación de hierro en el anillo de porfirina.

En el eritrocito encontramos una proteína con cobre, la eritrocupreína.

El cobre posee estrechas relaciones con el hierro: estimula la absorción del hierro en el intestino, está implicado en el transporte del hierro desde los tejidos al plasma.

El déficit de cobre repercute sobre la utilización del hierro. Este aumenta en el hígado, dando signos de hemosiderosis. Este fenómeno se atribuye al descenso de la actividad de la ceruloplasmina que es una consecuencia precoz de la carencia de cobre. Se piensa que la ceruloplasmina podría estar relacionada con la movilización del hierro tisular.

Los sistemas enzimáticos dependientes del cobre participan activamente en el metabolismo del hierro, y ello explica probablemente las dificultades para establecer la carencia de uno u otro en la alimentación.

El cobre se opone a la excesiva coagulación de la sangre.

Algunos trabajos indican que posee una actividad antidegenerativa, reumatismos crónicos, carcinomatosis. Para Pestel y colaboradores, las cifras elevadas de cobre en la sangre de los cancerosos serían un signo de evolutividad.

El cobre también aparece elevado en la sangre de los pacientes con inflamación. Sin embargo, el cobre está indicado en los estados inflamatorios. La liberación en la sangre sería pues una respuesta ante la inflamación.

El cobre posee una acción anti infecciosa y antivírica, situaciones en las que también aparece aumentado en sangre y disminuido en los tejidos.

Parece reforzar la acción de otras medicaciones antiinfecciosas.

La concentración de ceruloplasmina es paralela a la de la proteína c-reactiva que está aumentada en los reumatismos infecciosos y en el embarazo. No se conoce el motivo de ello.

Interviene en el metabolismo de la célula ósea.

Posee un papel importante en la respiración celular.

Existe un paralelismo entre la secreción tiroidea y las cifras en sangre. Interviene en el funcionamiento tiroideo. El metabolismo del cobre está perturbado en algunas alteraciones tiroideas y sería por ello un buen indicador de la actividad tiroidea.

También está perturbado su metabolismo en anemias, enfermedad de Wilson, nefrosis, etc.

Posee afinidad por las globulinas.

Es un reductor esencial del funcionamiento suprarrenal.

Posee relaciones endocrinas importantes con hipófisis, gónadas y tiroides.

El cobre tiene un papel de conservación de la mielina en el sistema nervioso y en la formación del tejido cerebral.

Existe un antagonismo entre el cobre y otros metales en el organismo, como el molibdeno y el zinc. Las concentraciones elevadas de molibdeno o zinc producen hipocupremia y déficit del cobre total. Dichos metales actúan en el organismo humano.

NECESIDADES

En lactantes de 7 a 14 días el balance de cobre es positivo cuando la dieta aporta 58 a 100 microgramos de cobre por kg de peso y por día. En numerosos prematuros hay un balance claramente negativo, con dietas de 56 a 62 microgramos por kg por día.

En los niños de 6 a 10 años se obtiene un balance equilibrado de cobre con dietas que aportan 40 microgramos por kg por día.

En el adulto, bastan unos 30 microgramos por kg por día.

El embarazo se acompaña de un aumento acusado de las concentraciones séricas de cobre y de ceruloplasmina.

Los anticonceptivos orales provocan un fenómeno análogo, aunque en general menos pronunciado que persiste mientras se siguen utilizando. No se han estudiado suficientemente las consecuencias metabólicas de ese aumento desde el punto de vista de los posibles cambios de las concentraciones de cobre tisular, la actividad de las enzimas cuprodependientes y las eventuales alteraciones de las necesidades de este oligoelemento.

La dieta media diaria contiene alrededor de 2'5 a 5 mgr día, lo que parece ser suficiente.

DÓNDE SE ENCUENTRA

— Almendras

— Avellanas

— Nueces

— Trigo

— Espárrago

— Maíz

— Cebada

— Remolacha

— Salsifí

— Naranja

— Nabo

— Cebolla

— Pera

— Dátil

— Puerro

— Champiñón

— Coliflor

— Espinacas

— Cereza

— Manzana

— Uva

— Polen

— Hígado de cordero, ternera

— Ostras

— Pescados

— Verduras frescas en general

DÉFICIT

Se da en los animales, ovejas, por ejemplo, que pastan en tierras pobres en este elemento.

Se da a veces en los lactantes con anemia moderada y descenso, no sólo del cobre en sangre, sino también del hierro.

El déficit de cobre también se observa en anemia con neutropenia, diarrea crónica o recidivante. Hay un descenso de la actividad de la ceruloplasmina en el suero paralelo al descenso de cobre. En ocasiones, se ha señalado una rarefacción ósea moderada o intensa seguida de una anemia rebelde a la administración de hierro.

Puede haber un defecto genérico de la absorción del cobre conocido como síndrome de pelo ensortijado.

En el Kwahiorkor o marasmo se ha observado un déficit de cobre en el hígado y en la sangre.

Algunas enteropatías provocan un déficit de cobre en sujetos de edad avanzada.

En los niños con déficits de cobre demostrados se ha comprobado que éste era originado por la dieta pobre en cobre, constituida por leche de vaca fresca o concentrada por evaporación, suplementada a veces con preparaciones de cereales igualmente pobres en cobre. Estas dietas aportaban siempre menos de 48 microgramos diarios de cobre por kilo de peso corporal.

Las diarreas son una consecuencia frecuente de la carencia de cobre, especialmente en lactantes. En animales de laboratorio cede inmediatamente cuando se aumenta el aporte del cobre incluso en una proporción insuficiente para aumentar el contenido global de cobre en el organismo. Cabe pensar pues que el tubo intestinal resulta especialmente sensible a la depleción de cobre.

El colesterol sérico aumenta en relación con un déficit de cobre, con la consiguiente potenciación de la patología cardiovascular.

En las nefrosis puede haber exceso de pérdida urinaria de ceruloplasmina y, en consecuencia, déficit de cobre.

En el síndrome de mala absorción intestinal también se produce un déficit de cobre en el plasma.

El descenso del cobre produce una disminución de la catalasa y, por lo tanto, un aumento del peróxido de hidrógeno que es un desecho de la respiración celular. Este aumento del peróxido de hidrógeno favorece el terreno cancerígeno.

El déficit de cobre también produce raquitismo.

En situaciones de carencia de cobre importante, el marcado descenso de la actividad del citocromo oxidasa del hígado, de los músculos y del tejido nervioso, desempeña una función importante en el trastorno de la mielinogénesis y en otras muchas actividades de síntesis que dependen de la formación de trifosfatos, de nucleótidos por fosforilación oxidativa.

El déficit de cobre se manifiesta también por mala cicatrización de las heridas, falta de pigmentación en la piel, canicie, fibrosis miocárdica y cirrosis del hígado.

EXCESO

Redes de abastecimiento de agua que contienen más de microgramos por mililitro pueden constituir un riesgo para la salud si la exposición es prolongada.

Una acumulación de cobre se produce en la enfermedad de Wilson, que es hereditaria y poco frecuente. Se caracteriza por cambios degenerativos en el tejido cerebral (ganglios basales) y en el hígado, pues en ella hay depósitos de cobre en hígado, cerebro y córnea, por exceso de absorción, Se utiliza un agente quelante del cobre, la penicilamina, para neutralizarlo y permitir su excreción.

Según Pfeiffer el cobre tiene tendencia a acumularse en el cerebro con la edad.

La cupremia se eleva en los estados de infección, embarazo, leucemia, cánceres y específicamente la enfermedad de Hodgking, las enfermedades del colágeno (reumatismo articular agudo, artritis reumatoide), en las infecciones, y especialmente en la tuberculosis, la hemocromatosis y el infarto miocárdico, el hipertiroidismo y la anemia perniciosa.

Según Pfeiffer, algunos esquizofrénicos presentan un aumento del cobre doble de lo normal, y éstos presentan además una disminución de la histamina. Su estado mejoró dándoles un poderoso antídoto del cobre formado por Zn, manganeso y vitamina C.

TERAPÉUTICA

En general, es útil en todos los estados infecciosos e inflamatorios agudos.

Respiratorio

— Gripe (en el comienzo puede cortarla, en el proceso evita la fatiga residual)

— Tuberculosos evolutiva

Digestivo

— Insuficiencia asplácnica

— Alteraciones hepáticas

— Afecciones del hígado

Cardiovascular

— Hipertensión bien tolerada o previamente despojada de los signos de intolerancia por el Mn y el Y

Genitourinario

— Nefrosis lipídica

Endocrino

— Disfuncionamiento suprarrenal

— Distiroidismo

Osteoligamentario

— Reumatismo articular agudo

— Poliartritis crónica evolutiva

— Raquitismo

— Artrosis vertebrales

— Espondiloartrosis-artritis

Tegumentario

— Psoriasis

Metabolismo y sangre

— Estados infecciosos e inflamatorios crónicos o agudos con aumento de la velocidad de sedimentación, asociado a la vitamina C

— Afecciones febriles agudas

— Estafilococias

— Déficit defensivo general

— Tumores benignos y estados precancerosos

— Anemias

Observaciones

— Puede provocar alteraciones digestivas de tipo calambres abdominales. No son graves ni frecuentes y desaparecen al detener la toma de cobre.

ZINC

Se encuentra en el organismo en:

— Páncreas

— Útero

— Próstata y secreciones de la misma

— Hígado

— Riñón

— Piel

— Uñas

— Pulmón

— Músculos

— Huesos

— Ojos (córnea, retina, cristalino)

— Glándulas endocrinas

— Cabello

— Espermatozoides

— Hipófisis

— Genitales

— Plasma (120 microgramos por 100 ml)

Los leucocitos contienen veinticinco veces más zinc que los glóbulos rojos, y la mayor parte del zinc en los leucocitos se halla en los eosinófilos y neutrófilos.

El contenido en la próstata y el útero se encuentra en concentraciones variables, según la edad.

FISIOLOGÍA

La absorción de zinc ocurre por las células mucosas del intestino y puede facilitarse al combinarse- con ciertos aminoácidos o péptidos para formar quelatos. Inversa mente, puede estar disminuida si se combina con fitatos, algunas hemicelulosas Y diversos complejos de aminoácidos e hidratos de carbono.

En los animales, se ha observado que el zinc de origen animal parece absorberse mejor que el de origen vegetal.

Se sospecha que existe un antagonismo entre el calcio, fósforo y zinc.

El zinc es transportado en plasma por una alfa dos macroglobulina. El 66 del zinc que se halla en la sangre está unido en forma lábil a la albúmina y el 34 % de manera estable a las distintas globulinas, El complejo zinc-albúmina es el principal medio de transporte del zinc en el organismo.

El zinc se elimina principalmente por las heces, que contienen la totalidad del zinc de excreción endógena (secreciones pancreáticas e intestinales) así como el zinc alimentario no absorbido.

La excreción urinaria varía entre 0'4 y 0'6 mg en 24 horas.

La proporción eliminada en sudor puede llegar a I mg por litro y representar una importante pérdida de zinc. También hay excreción por el hígado.

El zinc forma parte de muchos sistemas enzimáticos y coenzimas.

El zinc forma parte integrante de la anhidrasa carbónica que actúa como portadora del dióxido de carbono en los glóbulos dar rojos. Toma el dióxido de carbono de la célula, lo combina

para formar agua para dióxido de los capilares en los alveolos pulmonares. Esta enzima interviene también en las células de los túbulos renales para mantener el balance ácido-base en las células de las mucosas y en las glándulas del cuerpo. La hidratación del CO2, es la reacción enzimática más rápida del organismo.

El zinc participa en las enzimas que intervienen en el crecimiento normal de los mamíferos y en la regeneración de los tejidos destruidos. El zinc es un cofactor de la enzima desdobladora proteínica, la carboxipeptidasa, que elimina el grupo carboxilo (COOH) de los péptidos para dar aminoácidos. En consecuencia, el zinc tiene un papel claro en la digestión de las proteínas. Es parte de la deshidrogenasa láctica. Esta enzima es esencial para la interconversión de los ácidos pirúvico y láctico en el proceso glucolítico para la oxidación de la glucosa. Por lo tanto, toma parte en la digestión de los carbohidratos.

El zinc es un componente de la catalasa e interviene en su síntesis hepática y su déficit comporta una disminución de la misma en hígado y riñón.

Es importante en la función de la fosfatasa alcalina, carboanhidrasas, carboxipeptidasas, alcoholdeshidrogenasas, LHD, GLDH.

Existe una relación entre el zinc y el cobre en el metabolismo.

En estudios experimentales en animales parece influir en el metabolismo de los lípidos.

También se ha señalado que el colesterol sérico aumenta cuando el cociente zinc cobre es alto (40:1) en los alimentos consumidos. Por el contrario, cuando el régimen alimenticio tiene un contenido desproporcionadamente alto de zinc, los animales de experimentación (en particular el cerdo) presentan signos de carencia de zinc, que desaparecen si se incorpora este oligoelemento a la dieta. No se sabe si estos estudios experimentales pueden extrapolarse al hombre.

El zinc tiene tendencia a abandonar el cerebro con la edad, al igual que el manganeso, y al contrario que el hierro y el cobre. El zinc, junto con la vitamina C y el manganeso, son antídotos del cobre. El zinc también se utiliza como antídoto del cadmio, vitamina BO, vitamina C y selenio.

Existe una relación entre el zinc y el glucagón, que producen las células alfa de los islotes. El efecto, la concentración de zinc en dichas células disminuye en la medida en que se va formando glucagón.

El zinc se combina fácilmente con la insulina del páncreas. Este compuesto de insulina-zinc sirve quizá como forma de almacenamiento de la hormona. Un páncreas diabético contiene alrededor de la mitad de la cantidad normal de zinc, Las formas preparadas de insulina incluyen una protamina zinc en la que cotnbinado con la insulina, al objeto de obtener una acción prolongada.

El zinc tiene una acción estimulante sobre las células B de los islotes de Langerhans, para que elaboren insulina.

La secreción de insulina depende del contenido en zinc de las células beta pancreáticas. Los diabéticos suelen sufrir deficiencia de zinc, Su concentración en el suero es baja y está disminuido el contenido total en el páncreas.

El zinc juega un papel determinante en el desarrollo del mesodormo fetal. Mejora el funcionamiento hipotisario.

Regula la secreción de gonadotropinas.

Regula y estimula las glándulas genitales.

Posee una acción protectora sobre los vasos sanguíneos. Interviene en el equilibrio ácido-base.

Interviene en el metabolismo del calcio.

Interviene en el metabolismo de los ácidos nucleicos.

Interviene en la formación de los glóbulos rojos y de los glóbulos blancos.

Es indispensable para la actividad de las vitaminas.

Los niveles de zinc en suero son bajos y la excreción urinaria aumenta en las cirrosis hepáticas. Los estudios anatomopatológicos post mortem han demostrado que había un déficit de zinc en el hígado. Se especula que la cirrosis quizás aumente la necesidad de zinc. El molibdeno y el zinc son oligoelementos de acción sinérgica, mientras que el zinc y el cobre son antagonistas.

NECESIDADES

La dieta normal del hombre proporciona de 10 a 15 mg de zinc por día, lo que se considera suficiente.

Las necesidades varían en función del crecimiento, de la reparación tisular y de la excreción obligatoria.

Las necesidades parecen ser máximas durante la gestación y el desarrollo fetal, así como en la lactancia.

DÓNDE SE ENCUENTRA

— Remolacha

— Trigo

— Cebada

— Maíz

— Coles

— Lechuga

— Champiñón

— Tomate

— Zanahoria

— Melocotón

— Espinaca

— Naranja

— Carne

— Vísceras

— Yema de huevo

— Pescado

— Marisco

La molienda y el refinado de los cereales reduce considerablemente la concentración de zinc en el producto final (35 microgramos/gr, en el grano y sólo 7'8 microgramos por gramo en la harina refinada).

CARENCIA

Las carencias de zinc observadas en niños se acompañan de problemas dermatológicos.

Hay esquizofrénicos que presentan en la orina la «mancha rosa» (reacción positiva rosa de la orina que es debida a la presencia de captadores de zinc y de piridoxina). Un 30% de los esquizofrénicos y sólo un 5-10 % de los individuos normales excretan esa mancha rosa en la orina. Los que presentan esa mancha presentan simultáneamente una carencia de zinc. Según Pfeiffer se obtienen mejorías en un 90 % de ellos administrándoles zinc y vitamina B6.

La deficiencia de zinc en el hombre puede ocasionar también retrasos en el crecimiento e hipogonadismo, hipogeusia idiopática, mala cicatrización de las heridas, enanismo, malformaciones fetales. Se observa déficit en hepatoesplenomegalia, hiperqueratosis, dermatitis, úlcera cruris, cirrosis postalcohólica, leucemia mieloide, talasemia, infarto de miocardio, neoplasias, síndrome de Down, desnutrición, síndromes de mala absorción crónica, stress post quemaduras o post intervenciones quirúrgicas, enfermedades febriles crónicas, infecciones, diálisis prolongada, anemia perniciosa, pérdidas de sangre en anquilostomiasis y esquistosomiasis, geofagia, diaforesis excesiva.

La carencia puede ser de origen alimenticio por la presencia de sustancias que interfieren en la disponibilidad del zinc. Una de ellas son los fitatos contenidos en los cereales y la mayor parte de las hortalizas (hexofosfato de inositol), que puede combinarse con el zinc, especialmente en presencia de calcio, y reducir su disponibilidad biológica.

Los síntomas de una deficiencia consisten en: hiperirritabilidad, hiperurecemia, falta de crecimiento, desarrollo defectuoso de los huesos, alopecia, ataxia, degeneración de los cordones posteriores, atrofia muscular, hiperqueratinización de la epidermis, paraquenatosis, absorción retardada de glucosa y proteínas por el tracto gastrointestinal.

EXCESO

El zinc está aumentado en los eritrocitos, en la anemia perniciosa. La toxicidad aparece con dosis de zinc muy elevadas.

La intoxicación por zinc sobreviene con la ingestión exagerada de comidas y bebidas envasadas en latas, así como también por el contacto dérmico con sales de cromato de zinc y la inhalación de vapores de óxido de zinc, produciéndose la denominada fiebre de zinc; esto ocurre en las operaciones de las fundiciones de latón, entre el personal que trabaja con el hierro galvanizado o planchas de metal y en los fundidores de zinc. El exceso de zinc se denomina hipercincemia y se manifiesta por lasitud, depresión mental, disminución de los reflejos tendinosos, parexia, vómitos, diarrea, cólico abdominal, enteritis sanguinolenta, modificaciones en el electrocardiograma que aparentan hiperculemia, leucopenia, anemia, fibrosos pancreática, merma de la grasa lipática, aumento de la excreción de nitrógeno urinario y fecal, disminución de la excreción urinaria de azufre y fósforo, mayor excreción fecal de ambos, uricosuria y ascenso de la excreción de creatinina en la orina.

TERAPÉUTICA

Digestivo

— Disfuncionamientos hepáticos

— Disfuncionamientos pancreáticos

Cardiovascular

— Preventivo en enfermedades vasculares

— Ateroesclerosis

Urogenital

— Adenoma prostático

— Cáncer de próstata

— Impotencia

Endocrino

— Alteraciones hipofisarias, especialmente gonadotropas

— Síndrome adiposo genital, asociado a extractos hipofisarios de timo y a yodo, según los casos

— Diabetes

— Déficit de crecimiento

— Disrregulaciones tiroideas

Nervioso

— Alteraciones del sistema nervioso

Ginecología

— Insuficiencia del flujo menstrual

Tegumentario

Dificultad en la regeneración tisular

YODO

Fue descubierto por Courtois en 1811 en un alga marina utilizada como fuente de nitro para fabricar pólvora en el ejército de Napoleón. Sin embargo, el yodo era usado en terapéutica desde el siglo XIII por Basile Valentin, basándose en los trabajos de Arnauld de Villeneuve. Se utilizaban unas esponjas calentadas para tratar el bocio. Es probablemente la primera utilización de un oligoelemento en terapéutica, aunque faltasen 6 siglos para su descubrimiento.

El yodo total en el cuerpo humano es de unos 20-50 mg.

El 20% está en el tiroides, alrededor de 8 mg. Se encuentra en forma de yodo inorgánico y formando parte de la tirosina y de la diyodo tirosina como yodo orgánico. El yodo también se encuentra en la suprarrenal, en los músculos (50 %), la piel (1%) el esqueleto (6%), el sistema nervioso central, las gónadas y el plasma (3'5 micro gramos).

El tiroides es el órgano con mayor concentración de yodo.

FISIOLOGÍA

Se absorbe en forma de yoduro y es transportado al tiroides que absorbe 1/3, El resto, tras dos o tres días, es excretado en la orina.

La captación de yodo por el tiroides está controlada por la TSH hipofisaria (hormona tirotrópica), Esta hormona se libera en función del contenido de yodo en la sangre.

El yodo, junto al aminoácido tirosina, interviene en la formación de la hormona tiroidea tiroxina. Esta hormona tiene una función catabólica sobre los enzimas que controlan la actividad de los sistemas de óxidorreducción. Estimula la oxidación celular, incrementando la toma de oxígeno y la velocidad de reacción del sistema enzimático que maneja la glucosa. El yodo ejerce una gran influencia sobre el metabolismo orgánico total.

El yodo se encuentra también en otras secreciones de la glándula tiroides.

NECESIDADES

Las necesidades diarias del adulto varían entre 100 y 150 microgramos. Las necesidades disminuyen con la edad y aumentan en el crecimiento y en el embarazo.

DONDE SE ENCUENTRA

— Pescados

— Leche

— Algas

— Ajos

— Cebolla

— Berro

— Espinaca

— Col

— Zanahoria

— Puerro

— Nabo

— Tomate

— Judía verde

— Cebolla

— Nabo

— Espárrago

— Fresas

— Arroz

— Acedera

— Guisante fresco

— Tomate

— Alcachofa

— Lechuga

— Patata

— Trigo

— Rábano

— Mariscos

— Sal yodada

— En el agua potable en pequeña cantidad (1- 1 `50 microgramos/ litro), variable según las regiones.

De todos modos, la cantidad de yodo en alimentos ex muy variable y está relacionada con la cantidad de yodo en la tierra de cultivo.

CARENCIA

El hipotiroidismo es consecuencia de un déficit de hormona tiroidea que, a su vez, puede ser consecuencia de un déficit de yodo.

Esto se da en lugares: donde la tierra y los alimentos son pobres en yodo (bocio endémico). Si esta situación se mantiene durante generaciones aparece el cretinismo endémico. Esta situación es más frecuente en regiones montañosas aisladas y alejadas del mar.

La carencia puede estar ligada a la presencia de sustancias antitiroideas en la dieta: tiocianatos de la col, soja y judías, polifenoles, goitrina, hemaglutininas, queirolina.

Por lo tanto, hay que compensar esta ingesta con un aporte suplementario de yodo.

EXCESO

El exceso de yodo y de tiroxina puede dar hipertiroidismo y aumento del metabolismo.

El yodo puede ser mal tolerado, dando manifestaciones de yodismo que se caracterizan por: coriza, vértigos, dolores de cabeza, inflamación de las glándulas submaxilares. Esto se refiere al yodo a dosis ponderal.

TERAPEUTICA

Terreno artrítico o artrotuberculoso complementando al Mn y Mn-Cu.

Respiratorio

— Afecciones pulmonares

— Tuberculosis

— Bronquitis

Cardiovascular

— Hipertensión arterial esencial aislada o con signos de intolerancia

— Esclerosis vascular

— Hipotensor

— Congestión de ganglios linfáticos, adenitis

— Linfatismo

Genitourinario

— Sífilis

Endocrino

— Distiroidismos hiper o hipo

— Obesidad de origen tiroideo

— Trastornos de la vejez

— Aumento del colesterol

Osteoligamentario

— Reumatismos

— Raquitismo

Ginecología

— Dismenorreas hipero hipo

Tegumentario

— Escrófulo

— Enfermedades de la piel

— Caída o déficit del crecimiento del cabello

— Uñas frágiles y estriadas

Metabolismo en sangre

— Déficit de defensas, especialmente fagocitarias

— Descongestión

— Toxemias

— Depurativo

OBSERVACIONES

— A dosis catalíticas no suele dar reacciones de intolerancia, ni siquiera en personas alérgicas al yodo.

BISMUTO

TERAPÉUTICA

Digestivo

— Enterocolitis

— Dolores abdominales y peritoneales

— Dolores gástricos

— Gastritis

Otorrinolaringológico

— Anginas

— Laringitis

— Faringitis

— En general, inflamaciones e infecciones de ORL

Infeccioso

— Permite evitar o reducir la prescripción de antibióticos, y a este fin se suele utilizar en combinación con el cobre.

Observaciones

En su forma de oligoelemento no posee los efectos secundarios que tiene a dosis ponderal, debido a su dosificación y forma ionizada. Se utiliza en combinación con el cobre.

MANGANESO-COBRE

TERAPÉUTICA

Tratamiento de la diátesis hiposténica o artrotuberculosa II.

Respiratorio

— Fragilidad bronquial y pulmonar

— Estados artrotuberculosos

— Asma infeccioso

— Tosferina

— Bronquitis crónicas

— Catarros

Digestivo

— Colitis izquierdas

— Alteraciones duodenales

— Enterocolitis

Genitourinario

— Infecciones urinarias

Endocrino

— Fatigabilidad físico-psíquica sin causa evidente

Osteoligamentario

— Artritis deformante

— Artrosis en jóvenes de menos de 40 años, especialmente en mujeres espasmofílicas

Tegumentario

— Debilidad tisular

Otorrinolaringológico

— Rinofaringitis

— Sinusitis

— Anginas

Metabolismo y sangre

— Adenitis

MANGANESO-COBALTO

TERAPÉUTICA

Corrector de la diátesis distónica III.

Respiratorio

— Disnea en asma y enfisema

Digestivo

— Úlceras gástricas

— Colitis espasmódicas

— Atonía digestiva en cualquier nivel

— Gastritis

— Dispepsia

— Úlcera

— Déficit del peristaltismo intestinal

— Colitis

— Rectocolitis

Cardiovascular

— Alteraciones circulatorias en general

— Trastornos circulatorios de los miembros inferiores: calambres, piernas pesadas, éstasis, varices

— Coronaritis

— Arteritis

— Enfermedad de Reynaud

— Prevención y tratamiento de la esclerosis

— Pérdida de la permeabilidad capilar

Genitourinario

— Afecciones renales con o sin uremia

— Litiasis en general

Endocrino

— Fatigabilidad vespertina

— Desequilibrios vagosimpáticos

— Menopausia

— Gota

Nervioso

— Pérdida de la memoria

— Disestesias

Psiquiatría

— Ansiedad

— Pesimismo habitual

Osteoligamentario

— Artrosis

— Estados neuroartríticos

Ginecología

— Trastornos dolorosos de la regla

Metabolismo y sangre

— Anemia

— Estados precancerosos

ORO

Tiene propiedades antiinfecciosas y antiinflamatorias.

PLATA

Tiene acción bactericida.

Desde hace tiempo se han estudiado las propiedades bactericidas del agua en contacto con este metal.

Está indicada en infecciones pulmonares e intestinales.

COBRE-ORO-PLATA

TERAPÉUTICA

Tratamiento de la diátesis anérgica o diátesis IV.

Respiratorio

— Gripe

— Tuberculosis

— Neumonía

— Pleuresía

Digestivo

— Hemorroides

— Fístulas

Cardiovascular

— Hipotensión

— Varices y úlceras varicosas

Genitourinario

— Nefrosis

— Albuminuria

— Indiferencia sexual

Endocrino

— Pérdida de la vitalidad

— Evoluciones brutales hacia la anergia

— Astenia global

— Desequilibrios paratiroideos

— Envejecimiento artificial

Psiquiatría

— Depresiones

— Obsesiones mórbidas, fobias

— Ideas de muerte, intentos de suicidio

— Melancolía

— Deseo de abandonar, de dimitir

— Demencia precoz

— Neurastenia

Osteoligamentario

— Artritis

— Supuraciones óseas

— Poliomielitis en su comienzo y en el tratamiento de las secuelas

— Artrosis

— Reumatismo articular agudo

— Poliartritis crónica evolutiva

— Colagenosis

— Enfermedad de Paget

Tegumentario

— Forunculosis

— Orzuelos

— Lupus eritematoso

— Psoriasis

— Acné infectado

— Acroqueratoma o acropulpitis

— Herpes Zooster

— Abscesos calientes y fríos

Otorrinolaringológico

— Anginas de repetición

— Laringitis tuberculosa

Metabolismo y sangre

— Mala defensa anti infecciosa

— Estados infecciosos e inflamatorios agudos

— Afecciones degenerativas

— Estafilococias y estreptococias

— Leucopenia

— Tumores

— Afecciones ganglionares, adenitis

— Hodgking

— Mongolismo

Observaciones

Puede provocar insomnios cuando se prescribe injustificadamente.

ZINC-COBRE

TERAPÉUTICA

Corrector del síndrome de desadaptación o diátesis V. Se utiliza exclusivamente en patóloga funcional.

Endocrino

Es el tratamiento de las dificultades de adaptación del sistema endocrino a las estimulaciones, con punto de partida hipofisario y cuyo fin es más bien genital.

— Retraso del desarrollo de origen endocrino

— Síndrome adiposo genital

— Disfuncionamientos hipófisis-gónadas

Sujetos sometidos a stress en cualquiera de sus fases: alarma, resistencia o agotamiento.

Su acción es potenciada por extractos opoterápicos, hipofisarios, tímicos y gonadales.

Genitourinario

— Criptorquídeas

— Algunas impotencias

Ginecología

— Trastornos de la regla

— Trastornos de la pubertad

— Disfuncionamientos hipófisis-ovarios

Contraindicaciones

Está contraindicado en la patología orgánica. Menetrier insiste en que «posee una acción poderosa, rápida, a veces excesiva, sobrepasando el efecto regulador, pudiendo producir la aceleración de una patología lesional». Por lo tanto, hay que evitarlo en todas las formas de anergia patológica, esclerosis, cánceres, tuberculosis evolutivas.

ZINC-NÍQUEL-COBALTO

TERAPÉUTICA

Es, como el zinc-cobre, un corrector del síndrome de desadaptación o diátesis V.

Endocrino

— Alteraciones hipófisis-páncreas

— Astenia clínica con alteraciones en la asimilación

— Obesidades metabólicas asociadas con extractos pancreáticos

— Alteraciones de la glucemia con vacío cerebral, hambre canina prepandrial y con somnolencia postpandrial, síntomas de la prediabetes que es posible reequilibrar.

— En diabetes insulinodependiente permite reducir las dosis de insulina.

— Obesidad con bulimia

Tegumentario

— Melanosis de Riehl

— Psoriaris

NÍQUEL-COBALTO

TERAPÉUTICA

Digestivo

— Dificultad de digestión de las grasas

— Digestión lenta

— Heces grasas

— Estreñimiento

— Excesos de fermentaciones

— Desequilibrio de la secreción del jugo pancreático y trastornos asociados (sin bulimia, ni la sensación de vacío prepandrial)

— Aerofagia

— Colibacilosis

Endocrino

— Regulador del metabolismo pancreático no insulínico

— Diabetes, permite disminuir la dosis de insulina

Tegumentario

— Prurito

OTROS OLIGOELEMENTOS

Muchos otros oligoelementos parecen ser indispensables para el mantenimiento de la vida orgánica.

El **cromo**, que podría jugar un papel importante en el metabolismo de los azúcares y de los lípidos. Potencia la insulina y su déficit parece ser un factor causal de la ateroesclerosis. Cataliza reacciones en las que toma parte el citocromo y la deshidrogenasa succínica.

El **cadmio**, aislado en la corteza suprarrenal del cabello.

El **bromo**, presente en el tiroides y en la hipófisis. Actúa tal vez como neurorregulador.

El **selenio**, que impide la necrosis hepática y diversas distrofias musculares en animales de experimentación. Parece tener relación con el metabolismo de la vitamina E.

El **silicio**, que juega un papel en complejos orgánicos como los silatratos y que induce la biosíntesis del colágeno y la formación del tejido óseo. Parece ser un estabilizador general con acción sobre estados artrotuberculosos. Se recomienda en raquitismo, la arteriosclerosis, diabetes y para fortalecer los órganos intestinales. Activa la curación de las enfermedades de la piel y de la periostitis. Ayuda a repoblar el cabello (en conjunción con el azufre).

El **bario**, que parece tener una acción favorable sobre los ancianos escleróticos e hipertensos.

El **estroncio**, que poseería una acción preventiva sobre la osteoporosis senil.

El **carbono**, en forma de grafito, parece tener acción sobre las colitis.

El **boro**, que parece tener una acción reemplazadora del timo, y cuya presencia en aguas termales contribuye a sus propiedades diuréticas.

El **antimonio** parece tener acción sobre las bronquitis crónicas.

El **renium**, que parece tener acción sobre ciertas neoplasias.

El **arsénico** parece útil en bronquitis y sinusitis crónicas, reumatismo, psoriasis, sífilis, tuberculosis y anemias diversas.

El **plomo**, que disminuye la frecuencia de tumores en la rata.

El **platino** y el **paladio**, que pueden tener acción sobre la diabetes.

Los **latanidos**, en general, como catalizadores secundarios.

El **cesio**, elemento musculotropo y tal vez adrealinógeno.

El **germanio**, favorable a la hematopoyesis y algunos de cuyos derivados poseen acción antimicrobiana, etc.

El **molibdeno** forma parte de las metaloenzimas flavoproteínicas conocidas como xantinooxidasa y aldehídooxidasa, que se encuentran en el hígado, los riñones, el intestino y la sangre. El molibdeno tiene cierto efecto sobre la hematopoyesis.

El cobre y el molibdeno son antagonistas.

El **vanadio** inhibe la síntesis de colesterol y juega un papel en el metabolismo de los ácidos grasos. Además, promueve el depósito de calcio y fósforo en los huesos y dientes y protege a éstos de las caries. Por último, participa en la catálisis de las reacciones oxidativas en las que intervienen la serotonina, dehidroxifenilatanina y adrenalina, pero no ejerce ningún efecto sobre la tirosina.

El **titanio** se encuentra en muchos tejidos. Parece que inhibe la oxidación de la cisteína y su transformación en ácido sulfónico. Se lo encuentra en los pulmones, el hígado, el riñón, el bazo, el corazón y el páncreas, y su concentración en esos órganos va aumentando con la edad.

En resumen, un vasto campo de investigación que puede reservarnos muchas sorpresas.

CAPÍTULO IV
TERAPEUTICA

NOCIONES FUNDAMENTALES PARA LA APLICACION DE LOS OLIGOELEMENTOS CATALIZADORES EN TERAPÉUTICA

Es preciso esforzarse en primer lugar por establecer la diátesis a la que pertenece el individuo, mediante una anamnesis adecuada, que forzosamente debe ser minuciosa. Asimismo, es preciso hacerse una idea de la diátesis primitiva y su posible evolución, para lo cual hay que analizar los antecedentes desde el punto de vista de la medicina funcional. También será necesario reconocer si existe una participación de la diátesis V que no es propiamente hablando una diátesis, pues nunca es constitucional.

En resumen, es preciso dirigirse a la corrección del terreno antes que, al tratamiento del síntoma, pues muchos síntomas desaparecerán si la terapéutica reequilibradora de diátesis ha sido escogida correctamente, sin necesidad de tratarlos individualmente.

En función de esto, se escogerán los oligoelementos correctores de cada diátesis que son específicos:

Manganeso: diátesis I.

Manganeso-cobre: diátesis II.

Manganeso-cobalto: diátesis III.

Cobre-oro-plata: diátesis IV.

Zinc-cobre: diátesis V.

Zinc-níquel-cobalto: diátesis V.

No hay que perder de vista que no estamos colmando presuntas carencias, sino que estamos utilizando los oligoelementos por su acción catalítica, es decir facilitadora, aceleradora o desencadenante de reacciones fisicoquímicas del metabolismo. Los oligoelementos actúan de esta forma por presencia y no por cantidad.

Esta idea de aporte regulador implica que las dosis deben ser mínimas, espaciadas y que el tratamiento debe suprimirse cuando se ha obtenido el efecto deseado (ver posología).

Como norma general, en el tratamiento es preciso ir de lo más general a lo más particular. Lo que se traduce por tratar primero la diátesis y luego los síntomas.

Hay que tender a la máxima simplicidad terapéutica, lo que permite replantearse el diagnóstico en caso de fracaso. Es decir, hay que utilizar un mínimo de oligoelementos.

Cuando se mezclan varias diátesis hay que intentar determinar cuál es la más evolucionada, la última que ha aparecido y tratarla en primer lugar. Luego, si el tratamiento ha sido efectivo, suelen aparecer más claros los síntomas de la diátesis subyacente. En una segunda fase se trata la diátesis más antigua o menos evolucionada.

Esto equivale a decir que hay que tratar primero las diátesis más viejas.

En caso de que no se pueda determinar esto se pueden alternar los aportes de oligoelementos etiológicos correspondientes a las diátesis implicadas. Pero este caso es raro.

Si hay duda entre la diátesis I y la II hay que empezar el tratamiento por la II, es decir por el manganeso-cobre y sólo en caso de fracaso emplear el manganeso.

En los síntomas intrincados o en las variaciones brutales hay que pensar automáticamente en el paso a la diátesis IV o en la superposición de la diátesis V y utilizar terapéuticas reguladoras en consecuencia: Cu, Au, Ag y Zn, Ni, Co.

En los estados cíclicos y netamente endocrinos hay que considerar la participación de la diátesis V y utilizar preferentemente el Zn, Cu.

En una reunión organizada en 1978, Menetrier, al contestar las preguntas del público tras su intervención y la de otros oligoterapeutas, afirmaba que, tras más de 40 años de experiencia, habiendo tratado unos 80.000 casos y experimentando unos 35 oligoelementos en la terapéutica, cada vez con más frecuencia se encontraba con desrregulaciones esenciales que hacían fracasar el tratamiento. En estos casos, empleaba el tratamiento ya dado para las superposiciones de diátesis y, además, fósforo, cobalto y litio (este último en cantidad considerable, pero no a las dosis alopáticas).

Se trataría de bloqueos generales, consecuencia del modo de vida civilizado y que, según él, son cada vez más frecuentes. Sin embargo, la terapéutica propuesta basta para restablecer espontáneamente las funciones, ya sea en el plano psíquico, físico, del sueño o de los distintos aparatos. Ver más adelante la utilización del litio como desbloqueante.

TERAPÉUTICA Y DIAGNÓSTICO TERAPÉUTICO

En medicina funcional el diagnóstico viene confirmado por la terapéutica de forma más clara que en medicina alopática.

Son precisas tanto la especificidad de los catalizadores como la frecuencia de las respuestas y la calidad de los efectos. La misma definición de la diátesis realizada por Menetrier está ligada a las constataciones terapéuticas: «En toda la fase empírica de nuestras investigaciones nos hemos guiado por la actividad o la inactividad de un aporte catalítico particular que actúe selectivamente sobre tales o cuales síntomas o sobre tales síndromes. La evolución de las diátesis ha sido incluso seguida por las sucesiones de efectos catalíticos. Ahora que podemos pretender tener una clínica establecida y relaciones más precisas con los procesos metabólicos, comprendemos mejor esta especificidad y es en la búsqueda de esta comprensión que hemos prolongado nuestras investigaciones hacia la biofísica».

Según Menetrier, la acción de los catalizadores es, pues, un excelente método diagnóstico, que no debe interpretarse como la corrección de una supuesta carencia.

La inactividad de un tratamiento debe llevarnos ante todo a intentar establecer un diagnóstico más adecuado. Según Menetrier «La inactividad corresponde generalmente a un error de indicación o a la utilización de un producto que no responde a las condiciones catalíticas y no a una impotencia terapéutica (en el campo de lo funcional, por supuesto)».

La terapéutica de las diátesis depende, para Menetrier, de tres condiciones básicas de las que depende el resultado idóneo:

— Especificidad de la elección

— Cantidad idónea de aporte

— Estado de división molecular de la preparación

Menetrier y sus colaboradores han realizado numerosos experimentos con diferentes productos y formas de preparación y han concluido que sólo algunas de ellas permiten obtener los resultados deseados.

ELECCIÓN DE LOS OLIGOELEMENTOS ETIOLÓGICOS Y COMPLEMENTARIOS

Los oligoelementos correctores de las diátesis fundamentales pertenecen a los elementos llamados de transición. Estos se caracterizan en la clasificación de Mendelejeff por ciertas particularidades electrónicas:

— Capas no saturadas

— Movilidad

— Disponibilidad especial para los saltos cuánticos

Los oligoelementos asociados Mn-Cu, Mn-Co, Zn-Cu, Zn-Ni-Co, Cu-Au-Ag, adquieren propiedades diferentes a los de sus componentes elementales. Cada uno de estos oligoelementos o grupos de ellos posee la capacidad de corregir una diátesis y esta especificidad puede ser estudiada y explicada en función de la posición de estos elementos en relación con los constituyentes fundamentales: hidrógeno, oxígeno, carbono, nitrógeno.

El manganeso parece tener una relación directa con la regulación de la oxidación.

El cobre y especialmente el cobre-oro-plata con la hidrogenación.

El litio parece actuar en este sentido.

El metabolismo H+/OH es esencial en los fenómenos orgánicos y los oligoelementos parecen tener acción sobre él.

Los elementos de transición parecen tener un papel intercambiador de iones, con una acción ionizante sobre los demás elementos. Este mecanismo, que parece ser el de la catálisis, se inscribe sobre las tablas de clasificación que hemos establecido. Puede ser deducido de la posición recíproca de los elementos y de los intermediarios existentes entre los aniones (electronegativos, metaloides, receptores de electrones) y los cationes (electropositivos, metales, donantes de electrones), tendiendo por intercambio a establecer un equilibrio de ocho o de un múltiplo de ocho electrones (ley de Abegg). Es pues normal que los catalizadores verdaderos sean solamente elementos de transición aislados o asociados.

Sus complementarios deben buscarse en: los metaloides (yodo, azufre, bromo, arsénico, fósforo, antimonio, flúor, etc.), los metaloides alcalinos y alcalinotérreos (sodio, potasio, calcio, magnesio, litio., e).

En el primer caso convienen a las diátesis jóvenes I y II

En el segundo caso complementan a las diátesis viejas III y IV e implican en general, un aporte ponderal.

En la práctica, Ja terapéutica de las diátesis reposa, pues, sobre los elementos de transición ya vistos. Es completada por los metaloides o por los metales que parecen

tener que intervenir por sus funciones electropositivas o negativas, comunes a la mayoría de los aportes terapéuticos (hormonas, enzimas, vitaminas, quimioterapia e incluso antibióticos).

CANTIDAD IDÓNEA EN EL APORTE TERAPÉUTICO

Ya vimos que no todos los oligoelementos parecen tener igual actividad a las mismas dosis. Las cantidades aportadas parecen jugar un papel fundamental. Es más, un mismo oligoelemento puede tener acciones distintas a dosis diferentes.

«Por experimentos sucesivos hemos constatado que el óptimo efecto se obtiene alrededor de la gamma (millonésima de gramo, 10 6 g) y que este óptimo parece situarse alrededor del número protónico para cada elemento. Así, para un milímetro de preparación, la cantidad óptima sería la de un número de gammas equivalente al número de clasificación del elemento:

»25 gammas para el manganeso

»27 gammas para el cobalto

»29 gammas para el cobre

»30 gammas para el zinc

» 15 gammas para el fósforo

»16 gammas para el azufre, etc.

» Esto es una aproximación y no un absoluto, pero parece haber aquí un hecho que pide investigación.

» De todas formas, las dosis del orden de la gamma son características del efecto catalítico o regulador. Pero la acción de un mismo oligoelemento puede ser muy diferente según la escala del aporte: a la escala del miligramo o del gramo, el efecto ya no es específico sino general (aporte cuantitativo o plástico). Es el caso del cobre en las infecciones, de los alcalinos y de los alcalinotérreos...

» Hay indicaciones preferenciales de una cantidad de aporte según la valencia: los metales alcalinos y alcalinotérreos son utilizables, sobre todo en aportes ponderales. Al contrario, los metaloides y especialmente los de valencias V, VI y VII poseen una doble indicación: catalizante a dosis de gamma, desensibilizante a dosis 10- 12 gr.

» En cuanto a los verdaderos catalizadores, sólo tienen una acción real a dosis del orden de la gamma y a veces a 10-12gr.

» Es importante, pues, no confundir las posibilidades de los diferentes elementos Y utilizarlos preferentemente o exclusivamente según sus propiedades funcionales, indicadas por sus características fisicoquímicas...

» A dosis de 10-6, 10-12 gammas, todo sucede como si los catalizadores fueran ionizantes más que ionizados, es decir que poseerían un carácter de intercambiadores de electrones, más que un carácter de estar cargados positiva o negativamente.»

La dosis ideal es, pues, en este caso, la dosis mínima o la dosis fisiológica, la que la naturaleza utilizaría si el organismo pudiera disponer del agente en cuestión.

Hay que romper el reflejo alopático de «cuanto más se da más eficaz es», y el de tender a que la dosis terapéutica se aproxime a la dosis máxima admisible.

En terapéutica con oligoelementos catalizadores y especialmente en los correctores de diátesis hay que intentar siempre aproximarse a la dosis mínima, más cerca de la dosis fisiológica que de los niveles de intolerancia.

ESTADO DE DIVISIÓN MOLECULAR

«El efecto catalítico de ciertos elementos (o grupos de elementos) a una cierta cantidad 10 -6 g parece estar ligado al estado de división molecular de la preparación. En efecto, una sal orgánica (llevada a una cantidad definida de gamma por mililitro) tiene actividades diferentes según que esté preparada en gruesas moléculas o en finas partículas. Cuanto más pequeñas son las partículas y cuanto más numerosas, más neto es el efecto catalítico. Esto puede comprenderse por el único hecho de una multiplicación de las superficies de contacto y de las posibilidades de intercambio.

» Creemos que el estado físico, el grado de división molecular, es capital en la función misma de los oligoelementos, que puede ser muy diferente, e incluso opuesto, según que el aporte se haga en las condiciones habituales de la química o en la investigación de un estado óptimo de división molecular. La terapéutica catalítica es tal vez un ejemplo destacado de los diferentes estados de la materia y de sus relaciones diversas con los fenómenos energéticos de las reacciones biológicas.»

TERAPÉUTICA ETIOLOGICA DE LAS DIÁTESIS

DIÁTESIS I

Esta diátesis se trata fundamentalmente con manganeso.

El manganeso puede asociarse a sus oligoelementos complementarios: azufre en los casos de tendencia hepática, yodo cuando hay tendencia al distiroidismo, o bien con los dos metaloides asociados.

Esta terapéutica permite resolver frecuente y rápidamente el conjunto del cuadro clínico.

Las reactivaciones son más frecuentes en este caso que en otros. Implican la suspensión del tratamiento durante una semana.

El tratamiento debe suspenderse cuando desaparecen los síntomas.

Es más difícil tratar la patología constituida que los trastornos meramente funcionales. También es más difícil tratar las alternancias de asma y eczema.

La acción resolutiva del manganeso puede verse limitada por la persistencia de los factores etiológicos que condicionan el desequilibrio, por lo tanto, será preciso completar el tratamiento con normas de higiene: aireación, ejercicio físico, limitación de excesos dietéticos y de trabajo. También serán útiles las terapéuticas de drenaje hepático (fitoaromaterapia) y la corrección del estreñimiento eventual mediante medidas dietéticas (alimentos no refinados, aumento del contenido en fibras de la dieta), ejercicio (fortalecimiento de la faja abdominal, yoga, uddiyana bandha y naulis) cloruro de magnesio a dosis ponderal.

Como ya hemos explicado, estos enfermos poseen grandes posibilidades reacciónales (a menudo excesivas) que basta estimular. El carácter agudo de las manifestaciones clínicas de esta diátesis, así como las reactivaciones y las intolerancias, hacen a veces complicado el empleo de la terapéutica, pero frecuentemente la resolución también es espectacular.

DIÁTESIS II

El tratamiento de esta diátesis consiste fundamentalmente en la combinación de manganeso y cobre.

Puede asociarse a sus oligoelementos complementarios: azufre en general y especialmente en las formas antiguas; yodo cuando hay hipertiroidismo (poco frecuente), fósforo en las formas recientes y evolutivas.

El manganeso-cobre y sus complementarios poseen una acción clara «obre todas las tuberculosis de este tipo. Disminuye la expectoración y la tos, regulariza la temperatura, la disnea, la fatiga, el apetito, el psiquismo, los signos neurovegetativos y endocrinos, las imágenes radiológicas, la velocidad de sedimentación globular, la polinucleosis y la cupremia.

Refuerza todas las terapéuticas y constituye un tratamiento complementario indispensable.

Actúa, evidentemente como preventivo de las reactivaciones y de la aparición de la patología en los individuos que pertenecen a esta diátesis.

Las reactivaciones son mucho menos frecuentes que con el manganeso solo en los individuos de la diátesis I y sólo se produce en las manifestaciones para-artríticas.

Aparte de la tuberculosis, el manganeso-cobre trata todos los disfuncionamientos que ya hemos visto en esta diátesis: fragilidad traqueobronquial, enterocolitis, cifoescoliosis, fatigabilidad, pesimismo, etc., y hay que utilizarlo, según Menetrier, incluso en casos de antecedentes tuberculosos familiares (suponemos que siempre que haya algunos datos que orienten hacia esta diátesis en la anamnesis del sujeto).

En caso de duda sobre la diátesis I o la diátesis II es preferible empezar por tratar la II con manganeso-cobre.

DIÁTESIS III

El tratamiento de esta diátesis se hace con otro combinado, el manganeso-cobalto que, como en los casos anteriores, puede asociarse al azufre o al yodo o a la opoterapia hipofisogenital. Sólo es evidente su acción terapéutica en los estados distónicos funcionales.

Hay que asociarla además al magnesio.

En los estados lesiónales o prelesionales sigue siendo útil, pero se limita a la parte funcional de las manifestaciones orgánicas.

Las reactivaciones son menos frecuentes que con el manganeso solo.

El manganeso-cobalto permite a menudo reequilibrar al paciente y devolverle su vitalidad.

La alteración frecuente de las funciones eliminatorias, especialmente colesterol y urea hacen recomendables correcciones higiénicas y fitoaromaterapéuticas de esta insuficiencia.

DIÁTESIS IV

Esta diátesis-se trata mediante la combinación cobre-oro-plata. Menetrier afirma que «este grupo de la valencia I es el primero que fue realizado según una asociación sistemática; esta asociación ha modificado para nosotros completamente el empleo del cobre».

No tiene complementarios, pero «posee una sinergia terapéutica con el magnesio a dosis ponderal y también con los grupos Li, Na, K, y Mg, Ca, Sr, Ba.

A menudo, debe asociarse, en un primer tratamiento, al Zn-Ni-Co, al Ph y al Co.

«Como el resto de los catalizadores, posee poca acción sobre los estados patológicos orgánicos. Su acción sería efímera en estos casos. Menetrier afirma que «en particular, las tuberculosis tienen un pronóstico sombrío (excepto las primointecciones) ya que las mejorías provisorias son seguidas a menudo y casi siempre fe una recaída definitiva. Por el contrario, las primoinfecciones pueden ser consideradas como estados funcionales que reaccionan rápidamente ante el tratamiento y regresionan completamente.»

El cobre-oro-plata permite reducir las dosis de antibióticos.

Su acción es muy efectiva en sujetos jóvenes con alteraciones funcionales de esa diátesis. Hay frecuentemente una transferencia hacia diátesis, anteriores, subyacentes, que implica la utilización posterior del catalizador de las misma si la recuperación no ha sido completa.

Aquí también hay reactivaciones especialmente de focos infecciosos latentes, lo que no hay que temer pues permite tratar por fin una infección hasta cl momento camuflada.

Menetrier recomienda en casos de diagnóstico difícil por imbricación de los síntomas de diversas diátesis utilizar primero el cobre-oro-plata. Lo que responde a la norma terapéutica de tratar el estado más evolucionado en primer lugar. La diátesis IV es la más evolucionada como ya hemos visto.

DIÁTESIS V

El tratamiento de esta diátesis comporta dos combinaciones: zinc-cobre (cuando predominan las alteraciones hipófisis-genitales), zinc-níquel-cobalto (cuando predominan las hipófisis-páncreas).

Ambas poseen una acción neta y rápida cuando están bien indicadas, es decir en las manifestaciones periódicas y en los disfuncionamientos endocrinos.

Cuando se sospeche una dominancia endocrina hay que comenzar el tratamiento por aquí, pues frecuentemente luego podremos apreciar la aparición de la diátesis subyacente y los síntomas enmascarados en el momento de la consulta.

El zinc-cobre no debe darse nunca en amenazas de degeneración orgánica.

EVOLUCIONES TERAPÉUTICAS

En el curso de la terapéutica es corriente constatar evoluciones regresivas de los estados diatésicos. Al tratar de entrada la diátesis que presenta el individuo en la actualidad, puede aparecer posteriormente la diátesis anterior en el caso de que exista.

La diátesis IV evoluciona a diátesis I.

Cu-Au-Ag evoluciona hacia Mn.

Proceso inverso al del envejecimiento prematuro.

El paso de la diátesis IV a la diátesis I puede producir nerviosismo, irritabilidad, agresividad, etc. Hay que suprimir el Cu-Au-Ag y pasar al manganeso.

III evoluciona a I — Mn-Co-Mn.

Pueden aparecer síntomas de la I y, en especial, hipertensión que habrá que tratar con Mn y yodo, suprimiendo el Mn-Co.

III evoluciona a II ---- Mn-Co-Mn-Cu.

En general, se trata de manifestaciones digestivas duodenales, ulcerosas, espasmos, bloqueos epigástricos, colitis espasmódicas, alteraciones circulatorias y eliminatorias. Hay que alternar los dos oligoelementos de diátesis Mn-Co y Mn-Cu. II evoluciona a I Mn-Cu-Mn.

Se traduce por la aparición en una evolución tuberculosa de múltiples manifestaciones artríticas y alérgicas.

El pronóstico es bueno y no hay que dar manganeso que podría frenar la evolución.

Hay que tener en cuenta que las transferencias de diátesis pueden acompañarse de aparición de síntomas antiguos o distintos. Se trata de la aparición de la diátesis anterior que permanecía enmascarada. Por ejemplo, en un individuo anérgico el tratamiento con Cu-Au-Ag puede hacer reaparecer la diátesis subyacente con algunos de sus síntomas. Será preciso entonces replantear el tratamiento y tratar la diátesis.

más antigua. Por eso, hay que prestar particular atención a la evolución de los síntomas después de la terapéutica y no perder de vista al paciente, ya que la diátesis primitiva puede reaparecer y si no la conocíamos la nueva clínica permitirá diagnosticarla y corregirla.

TRATAMIENTO DEL TERRENO PSÍQUICO

Ya hemos visto que el psiquismo no se considera en medicina funcional como algo aparte de lo somático.

Frente a la especialización creciente de la medicina alopática, sus propios avances nos demuestran constantemente que existe una interdependencia cada vez más estrecha entre las diferentes funciones. Así, un disfuncionamiento hipófisis-suprarrenal repercute sobre el conjunto del organismo, y como ha demostrado el estudio del stress, los trastornos tiroideos, pancreáticos, genitales o gástricos están en relación con manifestaciones psíquicas y se traducen por comportamientos distintos.

Por ejemplo, podemos encontrarnos con una ligera insuficiencia suprarrenal con cifras de 17 cetosteroides o 17-CH-esteroides de 4'5. No se trata de un síndrome de Addison y los endocrinólogos suelen considerarlos como enfermos psiquiátricos. Los pacientes tienen una tendencia depresiva naturalmente, tienen una falta de reacción ante el stress tanto física como psicológica. Esta tendencia podría corregirse estimulando la suprarrenal, pero lo que se hace normalmente es darles drogas antidepresivas, tranquilizantes o psiquiatrizarlos.

Por otra parte, alteraciones del comportamiento tales como excitación, ansiedad, abulia, angustia, insomnio, nerviosismo, depresión, son clasificadas dentro de las neurosis, ignorando sus relaciones con los disfuncionamientos fisiológicos y, lo que es peor, tratándolas con los mismos fármacos que se aplican a los esquizofrénicos, paranoicos, maniacos o delirantes, con los resultados desastrosos que frecuentemente vemos. El tratamiento desmesurado del síntoma psíquico conduce a la adicción, la adicción conduce a los efectos secundarios y a la agravación de un conjunto de síntomas funcionales que nunca recibió la atención que merecía. Estos individuos tranquilizados o estimulados artificialmente (con frecuencia las dos cosas se hacen necesarias), van a franquear ese terreno de nadie que separa lo funcional de lo orgánico y a entrar definitivamente en el campo de lo patológico.

En medicina funcional, el tratamiento etiológico de las diátesis está en condiciones de regular los disfuncionamientos psíquicos correspondientes. Esto debería ser lo primero y luego habría que ver qué queda, qué componentes psíquicos persisten. No hay que olvidar que la medicina funcional es un intento de comprender dinámicamente la clínica que precede a la alteración orgánica. Es ante todo una medicina general en el sentido en que intenta relacionar la totalidad de los comportamientos psicofísicos del individuo en el tiempo, en su evolutividad.

Podríamos preguntarnos: ¿Qué papel pueden jugar los oligoelementos en la regulación del psiquismo? Cuando sabemos que la mayor parte de sus alteraciones dependen del medio en el que vive el sujeto, ¿cómo podríamos mejorarle sin modificar ese medio ni su forma de vivirlo? Si esto es cierto, también lo es que no hay forma de saber con exactitud qué parte de lo psíquico alterado corresponde al medio. Por lo tanto, en medicina funcional se trata el conjunto psicofisiológico, se intenta reequilibrarlo. Después, si los síntomas no han desaparecido completamente, tras devolver el orden al estado psicofisiológico, si persisten alteraciones psíquicas, es cuando se plantea el recurrir a la psicoterapia o a otra técnica. Menetrier reconoce que las manifestaciones psíquicas en toda patología son considerables y que con frecuencia constituyen bloqueos o disrregulaciones profundas que, de no ser tratados, hacen fracasar la terapéutica. Para suprimirlos o para despejar el campo desde hace más de 10 años «utilizo el litio con resultados sorprendentes. No porque resuelva el problema del psiquismo, sino porque a través de este medio se aborda el psiquismo en relación con lo psicofisiológico..., experimentalmente he visto fenómenos absolutamente sorprendentes sobre los estados psíquicos graves con la intervención del litio».

En todos los casos se refiere al gluconato de litio oligosol, utilizado a dosis de oligoelemento, que habría que utilizar en todos los casos donde la participación psíquica es importante o predominante.

No está claro cómo el litio, un elemento simple, puede tener resultados tan constantes sobre un síndrome tan complejo como es la ciclotimia. Se sabe que posee una acción muy diversificada sobre los neurotransmisores, las catecolaminas, la serotonina, el gaba, los metabolismos iónicos, hormonales, proteicos, glucídicos, etc.

DOSIFICACIÓN

Personalmente, hemos utilizado siempre los oligoelementos Oligosols del laboratorio Labcatal (ver direcciones al final).

Manganeso: sal del ácido glucónico diluido a 0'0295 g/ 100 ml

Cobre: gluconato 0'2590 g/ 100 ml

Zinc: gluconato 0'0235 g/ 100 ml

Cobalto: gluconato 0'0225 g/ 100 ml

Flúor: fluoruro de sodio 0'0221 g/ 100 ml

Yodo: 0'012 g/ 100 ml

Aluminio: gluconato 0'200 g/ 100 ml

Litio: gluconato 0'407 g/ 100 ml

Bismuto: gluconato 0'007 g/ 100 ml

Hierro: gluconato 0'279/100 ml

Azufre: Tiosulfato de sodio 150g/ 100 ml

Fósforo: Fosfato disódico 0'07 g/100 ml

Potasio: Gluconato de potasio 0'120/100 ml

Magnesio: Gluconato de magnesio 0'089 g/ 100 ml

La dosis habitual es de 2 ml, ya sea en ampollas o en dosificadores, que se utilizan para las combinaciones de oligoelementos.

Cu-Mn: gluconato de manganeso 0'590 mg por 2 ml. Gluconato de cobre 0'518 mg por 2 ml.

Co-Mn: gluconato de manganeso 0'590 mg por 2 ml. Gluconato de cobalto 0'554 mg por 2 ml.

Cu-Au-Ag: gluconato de cobre 0'450 mg por 2 ml. Oro coloidal 0'0014 mg por 2 ml. Gluconato de plata 0'06 mg por 2 ml.

VÍA DE ADMINISTRACIÓN

Los oligoelementos son presentados generalmente en forma de gluconatos y por eso se recomienda en la mayoría de los casos administrarlos por vía oral. Bajo la acción de los enzimas salivales, se transforman en compuestos glucosados fácilmente asimilables, por lo que se deben mantener en la boca durante unos dos minutos, dejando que la saliva actúe. Es decir que lo ideal es la vía perlingual para que liberen así el ión metálico. Hay que tragarlos después.

El momento ideal es por las mañanas en ayunas.

Cuando haya que tomar varios oligoelementos en un mismo día, es preferible dejar pasar unos diez minutos entre cada toma.

Sin embargo, en algunos casos puede utilizarse la vía intramuscular en el potasio, magnesio, manganeso-cobre (estados artrotuberculosos de evolución regresiva).

En otros, puede ser preferible la inyección periarterial, por ejemplo, en las perisarteritis el cobalto.

POSOLOGÍA

En la terapéutica correctora de las diátesis las dosis oscilan según la evolución entre 1-3 veces por semana.

En las terapéuticas sintomáticas, las dosis pueden ser mayores.

En el caso del litio, especialmente, se puede llegar a 6 al día.

En el caso del cobre (de 2-4 día), pero sólo en los brotes inflamatorios de los procesos reumáticos y en los procesos infecciosos agudos en su fase inicial. En estos casos, por ejemplo, en una gripe inicial, se puede cortar la evolución radicalmente.

En el caso del magnesio se suele usar a dosis ponderal, ya que el déficit es bastante frecuente.

En general, el aporte, especialmente cuando se trata de terapéutica sintomática, debe suprimirse cuando se ha conseguido el efecto deseado.

En general, la posología puede variar según la respuesta del organismo y la gravedad o la cronicidad de la afección.

En los casos agudos puede llegarse hasta 3 dosis diarias.

En los casos crónicos puede llegarse a I dosis diaria.

Si hay mejoría es regla espaciar las dosis.

Si hay reactivación, hay que detener el tratamiento durante una semana y volver a empezar. Si se repite, hay que replantearse el diagnóstico. Si se da, como es lo más frecuente, con el manganeso hay que buscar otra asociación Mn-Cu en la mayoría de los casos o bien Mn-Co.

Las dosis son idénticas para niños y para adultos.

INTERACCIONES Y ASOCIACIONES

En general, un tratamiento por oligoelementos actuará mejor si cl paciente no toma medicamentos, de ahí el interés de reducir en la medida dc lo posible las dosis de éstos progresivamente. Desgraciadamente, y especialmente en casos dc corticoterapia mantenida durante largo tiempo, la acción de los oligoelementos se ve muy comprometida.

Será preciso romper los hábitos adquiridos por los pacientes de tomar medicamentos cuando se encuentran mal o están enfermos. Por el contrario, es indispensable hacerles comprender que el tratamiento del terreno debe practicarse durante largo tiempo para ser efectivo, especialmente en el caso de los oligoelementos que tienen como función el reequilibrio de las diátesis.

En casos de pacientes intoxicados por medicamentos, especialmente por neurolépticos, tranquilizantes, estupefacientes y corticoides, será necesario antes de emprender la terapéutica correctora de la diátesis utilizar durante uno o dos meses un aporte de litio diario que permita desintoxicar al paciente al mismo tiempo que se reducen las dosis progresivamente. Algunos autores incluyen en esta lista los rayos X.

Nunca se han descrito interacciones peligrosas entre los oligoelementos y otros medicamentos.

La terapéutica catalítica se asocia bien con otras terapéuticas de terreno, lo cual es comprensible si tenemos en cuenta que actúan en el mismo sentido de estimular los mecanismos fisiológicos de autocuración.

Personalmente, los asociamos con acupuntura, dietoterapia, y otras técnicas de medicina natural.

Últimamente, algunos autores como Picard han propuesto asociar el cobre con la aspirina, afirmando que sus efectos antiinflamatorios se potenciarían mutuamente. Personalmente, hemos utilizado esta combinación en brotes agudos reumáticos, obteniendo buenos resultados, pero las últimas investigaciones sobre el ácido acetilsalicílico y las prostaglandinas nos invitan a revisar esta utilización.

CONTRAINDICACIONES Y EFECTOS SECUNDARIOS

La terapéutica oligocatalítica carece de yatrogenia, aunque emplee elementos que son tóxicos en dosis superiores. Veamos algún ejemplo:

El litio, que revolucionó el tratamiento psiquiátrico hace años, presenta importantes efectos secundarios cuando se administra a las dosis habituales (0'25 a 2 gr diarios). Es indudable que es eficaz en el tratamiento de las psicosis maniacodepresivas y otras afecciones psiquiátricas graves, pero la dosis terapéutica está peligrosamente cerca de la dosis tóxica. Hay riesgo a partir de 7 mg/litro de sangre.

En medicina funcional el litio se utiliza a dosis mucho menores y sin embargo eficaces. Galley obtuvo buenos resultados con dosis 1.000 veces más pequeñas que las empleadas en psiquiatría sobre síntomas como ansiedad y alteraciones del comportamiento social y de la afectividad en pacientes de la tercera edad, utilizando el método de doble ciego.

Lo mismo puede decirse de otros oligoelementos utilizados a dosis ponderal y catalítica. Es evidente que no puede ser lo mismo administrar dosis de hasta 20 gr de bismuto al día que administrarlo a dosis del orden del miligramo. El bismuto a dosis altas ha probado su toxicidad, mientras que en forma de oligoelemento no posee ningún efecto secundario.

Aunque los oligoelementos no poseen contraindicaciones, pues carecen de toxicidad a las dosis indicadas. que son del orden de la gamma y tienen una función esencialmente reguladora, hay que tener algunas precauciones en cuanto a su uso:

Nunca hay que dar manganeso o manganeso-cobalto en una tuberculosis evolutiva o recientemente estabilizada. pues este elemento puede levantar las defensas artríticas que cumplen una función.

En caso de duda entre la diátesis I y la II empezar siempre por Mn-Cu o alternar ambos en la pauta terapéutica.

No hay que utilizar el zinc en tuberculosis evolutiva o en cánceres declarados (ni el Zn-cu).

En caso de tensión arterial elevada, mal tolerada, hay que empezar siempre por el manganeso y por el yodo. Nunca hay que empezar por el manganeso-cobalto en estos casos, incluso si aparentemente está bien indicado. Después, se puede alternar el manganeso y el manganeso-cobalto. En una tercera fase, cuando la tensión sea bien tolerada o esté fijada, se puede pasar al Mn-Co solo.

En caso de anergia o de ausencia de antecedentes de tuberculosis se puede empezar siempre por el Cu-Au-Ag y alternarlo después con el manganeso-cobre.

TRATAMIENTO DE LO ORGÁNICO-FUNCIONAL

Aunque clásicamente consideramos que la terapéutica funcional acaba donde empieza lo lesional, la utilidad de los oligoelementos en terapéutica no se reduce solamente al terreno de la alteración funcional. Ya vimos anteriormente que lo funcional. aunque suele preceder a lo lesional, también puede coexistir con él, e incluso desencadenarlo. Nos encontramos, pues, con una imbricación organicofuncional difícil de separar en ocasiones. La terapéutica catalítica puede abordar también las alteraciones orgánicas y las últimas investigaciones presentadas por el doctor Picard sobre regeneración de lesiones artrósicas lo demuestran. Hablaremos de ellas en el capítulo dedicado al sistema osteoligamentario.

De todas formas, no hay que perder de vista que el campo de lo funcional representa la mayoría de las consultas en medicina general y que al no ser tratado etiológicamente por la medicina alopática desemboca forzosamente en alteraciones lesiónales. Esto debería bastar para que se dedicase a las medicinas de terreno toda la atención que merecen, Pero, además, es preciso tener en cuenta que los límites entre lo funcional y lo orgánico no están siempre bien delimitados y que antes de emprender una terapéutica sustitutiva, en la mayoría de los casos con efectos secundarios, valdrá la pena intentar corregir el posible disfuncionamiento con una o varias terapéuticas de terreno carentes de toxicidad y que, en el peor de los casos, no cambian en nada el estado del paciente.

CONTACTOS

Societé Médicale d'étude des oligoéléments
Dr. Henry Picard
70 Rue Damrémont
Paris XVIII, Francia
Tel. 255 05 05

Societé de Medecine Fonctionnelle
33, Av. Arouet
92160 Antony, Francia

Publica la Rev. de Medecine Fontionnelle y organiza las jornadas de medicina funcional, de las que se han realizado hasta la fecha tres. Hay 3 volúmenes que recogen las conferencias.

Laboratoires Labcatal
7 rue Roger Salengro
92120 Montrouge Francia
Tel. 735 85 30

Centre de Recherches Biologiques
Interesados en las actividades del Centro pueden ponerse en contacto con el Dr. Padrazzi: 52, Av. Philippe Auguste 75011, París.

Centre International D'Etudes des Oligoelements-UNESCO
9, rue des Pr. Florencé
69003 Lyon, Francia.
Tel. (7) 233 97 10

BIBLIOGRAFÍA

BIBLIOGRAFÍA CONSULTADA

1. Menetrier, La medecine desfonctions, Ed. Le François, 1974.

2. Picard, Utilisation thérapeutique des oligoéléments, Ed. Maloine.

3. Picard, Vaincre l'artrose, Ed. du Rocher.

4. J. Salaun, La Pratique des oligoéléments en thérapeutiquefonctionnelle.

5. Menetrier, «La médecine des fonctions», artículo publicado en la revista de Medecinefonctionnelle, 1967.

6. «Los oligoelementos en la nutrición humana», informe del comité de expertos de la OMS. Organización Mundial de la Salud. Serie informes técnicos, n. 0 532, Ginebra.

7. Andrée Goudot, Didier Bertrand, Los oligoelementos, Okios Tau, Barcelona.

8. Jean Sal, Les oligoéléments catalyseurs en pratique journaliere, Ed. Ma loine.

9. Frank Mirce, Oligoéléments et santé de l'homme. Sol. Plantes, Anitnaux, Ed. Andrillon.

10. «Medecine fonctionnelle et oligoéléments». Reunión organizada en abril de 1978, patrocinada por la revista de Medicina funcional en el Palacio de Congresos Porte Maillot, París, con la intervención de: Jacques Menetrier, Henri Bordier, Georges Dreux, Catherine Suck, Michel Wayoff, Jean Marie Cotte, Claude Meunier, Albert

Antonini, François Thorel, Guy Chazot.

11. «Fichier encyclopédique d'orthobiologie», dirigido por Raymond Lautié, ie el Action, 388 Bd. J. Ricord, 06140 Vence.

12. «Magnesium», en la revista V'ie et Action, n.0 137.

13. Dr. Jean Sal, «Oligoéléments catalyseurs» , Gazette Medicale de France.

14. H. P. Klotz, «Le fonctionel c'est l'organique», Revue de Medecine Fonctionnelle.

15. H. Picard, «A propos de cas de PVE effet antiinflatnatoire du cuivre et de associations avec l'or, l'argent et le manganese». VI Congrés International de Thérapeutique, Strasbourg, 1 , 2, 3 octubre 1959.

16. Delzant. «Etude clinique de quelques oligoéléments», Gazette pnedicale de France 78. n. 0 36.

17. Thorel, «lntroduction a la thérapeutique par les oligoéléments», Archives de medecine de Normandie, mayo 1972.

18. G. Dreux, «Caractère exponentiel de la thérapeutique catalytique», Revue de Medecine Fonctionnelle, 1967-2.

19. Michel Fortmann, «Etude clinique sur l'effect du Manganese cuivre», Laboratoires Labcatal.

20. M. Wayoff, Rev'ie de Medecine Fonctionnelle, n. 0 8, 1974.

21. P. Galley, «Etude du Lithium oligosol», Gazette Medical de France, T 81, n. 0 31.

22. H. Feldmann, «Les oligoéléments et leurs aplications thérapeutiques», Revue de Psychologie Medicale, Tomo 12, nûmero 1.

23. Fournier, «Histoire d'un guerison», L'Omnipraticienfrançais, n°11.

24. C. Bourrier-Reynaud, «La place des oligoéléments dans le traite-

ment de l'asthem chez l'enfant», Revue de Pediatrie, n. 0 6.

25. Alain Rousseau, «Quelques notions sur les oligoéléments envisagés comme catalyseurs», Gazette des Hopitaux, ano 133, n. 0 7.

26. Astier Dumas y colab., «Normalisation du tracé Electro myographique chez les spasmophiles», Premier Simposium International sur le déficit magnesique en Pathologie humaine, Vittel, 1971.

27. «Contribution a l'etude de la thérapeutique fonctionnelle», Lab. Labcatal.

28. «Oligotherapie 1978», Annales de la societé medical d'etude des oligoéléments, editado por Maloine, Paris. Varios autores (Picard, Legrand, Antonini, Terlon, Le Pennec, Robert Cochar.

29. Padrazzi, Oligotherapie, ed. Maloine.

30. Jean Valnet, «Tratamiento de las enfermedades por las frutas, verduras y cereales».

31. Rodwell, Williams, Manual prüctico de nutriciôn.

32. Siegenthaler, Fisiopatologia clinica.

33. Tratado de ensehanza integradc de la medicina, tomo I.

34. Jaime Espejo Sola, Manual de dietoterapia de las enfermedades del adulto.

35. P. Veret, Medicina energética, Everest ed.

36. E. A. Maurez, Chantal de Rudder, diccionario de Medicina Natural, Martinez Roca, Barcelona.

37. A. Hill, Guia de las medicinas paralelas, Martinez Roca, Barcelona.

38. James D. Adam, Su comida, veneno o salud.

39. Marcel Rouet, La salud por la comida.

40. M. Astier-Dumas, «Normalisation du tracé electromyographi-

que chez les spasmophiles par injection intraveineuse de Magnesiurn». Primer simposiutn internacional sobre el déficit de magnesio en patologia Ci humana, Vittel, 1971.

41. Simonne Brousse, On peu vaincre le cancer, l chou.

42. Jacques Janet, Le traitement des cancers selon la 'nethode de Vernes, Ed. Bionat.

43. Philiphe Lagarde, Lumière sur les Thérapeutiques rejetées du cancers editado por el autor.

44. Philiphe Lagarde, Ce qu 'on vous cache sur le cancer, Marcel Fabre, Suisse.

45. Ana Mafia Lajusticia, El magnesio, Plaza y Janéss Barcelona.

46. Dr. Yves Requena, Terrains et pathologie en Acupuncture et relations avec les oligoéléments, 2 vol.. Ed. Maloine, Paris.

47. Stanley Mikal, Hoeneôstasis en el hopnbre, Ed. El Ateneos Buenos Aire.

BIBLIOGRAFÍA SUMARIA (NO CONSULTADA)

P. N. Aarsen: Absorption de l'acide salicyclique par la muqueuse buccale chez le rat, The Acta Physiologica et Pharmacologica Neerlandicas 1962, I l , 497-8.

S. Akihama...: Effet antiviral des complexes du Zinc sur le virus de l'Encéphalite B Japonaise. Chem. Pharm. Bull., 1962, 1(), 1254-9.

P. Allain.. Influence de quelques métaux et de quelques antiinflammatoires non stéroïdiens sur l'activite de I'ALA déhydratase érythrocytaire humaine in vitro. Path. Biol. 1977, 25. S, 535-540.

P. Allain Influence de l'administration préalabre de chlorure d'Aluminium sur l'activité de quelques hypnotiques chez la souris. J. Pharmacol., 1975, 6, I, 33-40.

H. E. Amelung...: Sur l'effet de composés du Cobalt sur les protéines sanguines du lapin en état d'anémie expérimentale. Acta. Biol. Med. Germ. , 1964, 14, 2, 185-9. Mme. Amiard: Fluor et caries dentaires, Rev. Pathol. Comparée, 1965, 2, 2, 69-72.

R. Angelico... : Action hépatoprotectrice du Manganèse. Boll. Soc. Ital. Biol. Sper., 19761, 37, 24 bis, 1462-6.

Anonyme (d'après J. R. J. Sorenson): Copper boosts activity of anti-inflammatory drugs. J.A.M.A., 1974, 229, 10, 1268-1269.

M. Astier-Dumas... : Normalisation du tracé électro-myographique chez les spasmophi les. par l'injection intraveineuse de Magnésium à tres faible dose, I er Symposium international sur le déficit magnésique en pathologie humaine, Vittel, 1971. Volume des Communications et Discussions, ed. SGEMV, 1973, p. 153-154.

E. Bamann: Décomposition des acides aminés catalysées par les ions métalliques. Arch. Pharm., 1963, 296, 47-54.

E. Bamann: Action phosphatasocatalytique des ions métalliques et relations avec leur position dans la classification périodique. Arch. Pharm., 1963, 296, 174-84.

K. C. Banerjee...: Interactions de quelques ions métalliq ues avec l'acide désoxyribonucléique et les acides ribonucléiques en solution aqueuse. Biochem. Biophys. Acta, 1962, 61, 1-7.

J. Bargheon: Le rôle du Magnésium en pathologie humaine, ed. Bussière, 1972

K. H. Bassler...: L'action de l'A luminium sur les du métaboli'me, Arzneitnittel Forschung, 1962, 12, 2, 124-127.

Bazhora...: Effect of copper, manganese and cobalt trace elements on antibodv torming function of lymphoid tisuee, Mikrobiol. J. 1974, 36, 6, 771-776.

P. J. Bentley: Action potentialisante du magnésium et duur l'ettect ocytocique de quelques analogues de l'ocytocine,.J. Endocrinol. , 1965.

G. Benzi..,: Effect du cobalt sur l'anémie a l'acétylphénylhycirazine. Recherche les rats normaux. Bolle Soc. Ital. Biol. Sper., 40, 20, 1289-92.

F. Berthezene: Métabolisme de l'iode. Cahiers, Med. Lyonnais, 1974, 50, ISS 1547-1553.

D. Bertrand... : Sur la nécessité du Zinc, comme oligo-élément pour la synthèse de I tyrosine, par l'Aspergillus niger. C. R. Acad. Sci., 1960, 250, 2951-3.

D. Bertrand: Les Métallo-enzymes. Industries alim. et agricoles, 1962, 70, 4,

D. Bertrand: Les éléments biocatalytiques. Traité de Biochimie générale. T. II, p 371-435, 1962, Mason & Cie.

D. Bertrand: Oligo-éléments et enzymes. Ann. nutr. alim. , 1972, 26, 2, 41 1-450).

G. Bertrand... : Toutes les publications sur les métaux et oligoéléments parues dans: Ann. Agron. (1931).

Ann. Inst. Pasteur (1896 à 1951).

Ann. Sci. Agr. (1929).

Bull. ASS. Chim. (1911-1912).

Bull. Soc. Agr. Seine inf. (1913).

Bull Soc. Chim. France (1894 à 1928).

Bull. soc. Hyg. Alim. (1920 à 1938). C. R. Acad. Sci. (1926 à 1954).

C. R. 6e Congrès Chim. Biol. Lyon (1937).

C. R. 7e Congrés Int. Chim. Appl., Londres (1909). Intern. Confr. Berlin (1953).

C. L. Blin: Activité anticatalasique de divers ions métalliques, Bull. Soc. Pharm Nancy, 1962, n.0 23, 16-20.

M. Block: The clinical pharmacology of trace metals and iron. Clinical pharmacolog and therapeutics, 1960, 1, 6, 748-757.

C. Bohuon: Comparaison de l'absorption du lithium administré sous forme de gluco nate et de carbonate, chez le rat. 1975, Institut Gustave Roussy, Villejuif, no publié.

J. R. Boissier: L'utilisation des sels de Lithium en thérapeutique. Annales pharmaceutiques françaises, 1975, 33, 8-9, 447-458.

H. Bour...: A propos de l'utilisation d'un sel de manganèse original, l'abiétate de manganèse, dans le traitement des affections allergiques et la modification dl terrain sur lequel elles se manifestent. Press Méd., 1959, 67, 46, 1700-1703.

C. Bourrier-Reynaud: Place des Oligo-Éléments dans le traitement de l'asthem che: l'infant. A paraître.

L. D. Bunch...: Elements-tissue-life: Trace elements in nutrition and metabolism: review. J. Kansas Med. Soc. , 1968, 69, Juill., 339-342.

E. M. Butt...: Trace metals and disease, Ann. Rev. Méd., 1962, 13, 471-480.

R. M. Caplan: Production d'hyperlipémie expérimentale chez le lapin par le chlorur de cobalt II. J. Invest. Dermatol., 1963, 40, 199-205.

W. H. Carnes: Roles of copper in connective tissue metabolism. Fed. Proc. 1971, 30, part 1, 995-1000.

Y. Charpiat: Essai de traitement de l'eczéma du chien par les oligo-éléments biocati lyseurs: manganèse, cuivre, soufre. Thèse doctorat vétérinaire Toulouse 1974, n. 55, p. 90.

G. Chazot: Lithium et membrane. Rev. Méd. Fonctionnelle, 1974, 8, 51-66. A. Cier...: Effets des chlorures de manganèse et de cobalt sur la glycémie et la tensio artérielle chez le lapin. Bull. Trav. Soc. Pharm. Lyon, 1965, 9, 2, 76-79. A. Cohen...: Iode et endocrinologie. Gazette Hop. 1965, n.0 4, p. 139.

I. J. T. Davies: The clinical significance of the essential biological metals. Ed. William Heinemann Medical books (London).

A. Delaunay: La notion de terrain en microbiologie. Rev. Méd. Fonctionnelle, 197(), 4, 15-31.

O. Delzant: Etude clinique de quelques oligo-éléments en dermatologie. Gazette Méd. France, 1971, 78, 36.

R. P. Dowdy: Copper metabolism. Am. J. of Clin. Nutrition, 1969, 22, 7, 887-893.

G. Dreux: Diarrhée pancréatique des veaux. Rec. Méd. Vétér. Alfort, 1962, 138, II, 989-996.

G. Dreux: Entérocolites muco-membraneuses. Paralysies gastriques et intestinales des rumiants. Diagnostic et traitement par les catalyseurs biologiques. Rec. Méd. Vétér. Alfort, 1962, 138, 2, 113-121.

G. Dreux: Diarrhée pseudo-hypoparathyroïdienne des bovins. Rec. Méd. Vétér. Alfort, 1963, 139, 9, 754-764.

G. Dreux: Caractère exponentiel de la thérapeutique catalytique. Rev. Méd. Fonctionnelle, 1967 (supplément), 49-59.

G. Dreux: Conception fonctionnelle d'une maladie infectieuse, son traitement. Rev. Méd. Fonctionnelle, 1976, 10, 33-46.

A. Dudan: Contribution à l'étude de la médecine fonctionnelle et des biocatalyseurs. Suppl. Rev. Méd. Suisse Romande, 1964, 84, 1-23.

J. Durlach: Déficit magnésique et terrains morbides. Rev. Méd. Fonctionnelle, 1973, 7, 95-127.

A. Dupouy: Les oligoéléments en medecine fonctionnelle, 1984, Maloine.

A. Dussert: Essai d'une thérapeutique fonctionnelle d'éléments simples: terrain, ionisation, essais thérapeutiques. Rev. Pathol. générale, Physiol. Clin. 1961, 727, p. 635.

A. Dzsinich...: Uber die Manganbehandlung der primàr chronischen Polyarthritis. Z. für die gesamte innere Medizin..., 1964, 19, 9, 403.

F. Fabiani... Iodure de potassium et tableau humoral athéroscléreux. Recherches et observations. La Clinica Terapeutica (Roma), 1957, 13, 77, 264-270. Dr. Fournier: Histoire d'une guérison. L'Omnipraticien français, 1973, n. 0 1 1

J. Francke...: Three years' experience With sodium fluoride therapy of osteoporosis. Acta orthop. scand- 1, 4, 45, 1-20.

P. Galley: Etude du Lithium Oligosol. Gazette Médicale de France, 1974, SI, 31, 4233-39.

L. Gallier: Les oligo-éléments en thérapeutique dentaire infantile. hèse doct. Chirurgie dentaire, Paris VII, 1973, 49 p.

S. Gershon y B, Shopsin: Lithium: its role in psychiatric research and treattnent, I sol. Plenum Press, 1973, N, Y., Londres, 358 p.

T. Giza: Méthode perlinguale pour évaluer la vitamine C. Relation entre le tetnps de décoloration et la teneur en acide ascorbique des organes. Internation. Vitamin-Forsch., 962, 32, 121-8.

Goudot-Perrot: «Les metaux des mecanismes de la vie», 1982, Maloine.

R. Grandpierre: Action biologique des infinitement petits, Labopl-varnla, 1967, n. 159, 66-7.

J. C. Greenleaf: Revue des méthodes d'administration des médicanlents. l.a soie

respiratoire et la voie sublinguale. Chem. Druggist, 1960, 173, 179-82 y 578-9.

C. J. Gubler...: Studies on Copper metabolism. Enzymes activities and iron metabolism in Copper and iron deficiencies. J. Biol. Chem., 1957, 224, I, 533-546.

T. Gunther...: Zur Biochemie der Spurenelemente Zink, Kupfer, Magan, Molybdån, Chrom und Kobalt: Verteilung, Bindung und Regulation durch Nebennierenrinden Hormone. Z. Klin. Chem. Klin. Biochem., 1974, 12, 7, 327-335.

K. Hilpert...: The problem of accuracy and reliability of trace metal determination in medicine, biochemistry and environmental research. Z. Klin. Chem. Klin. Biochem., 1974, 12, 5, 2534.

D. Hodara...: Fluor et carie dentaire. Gazette Méd. France, 1977, 84, 15, 1597-1598.

B. H. J. Hofstee: Mécanisme d'action des ions métalliques bivalents et des dérivés de la phénothiazine sur la cholinestérase sérique. J. Pharmacol. Exper. Thérap. 1960, 128, 299-307.

E. R. Hugues...: Tissue concentrations of manganese and adrenal function. Am. J. Physiol. 1966, 21,, 207-210.

R. Huttenrauch: Influence des ions métalliques actifs sur les peptides, sur l'acide pantothénique et le panthénol. Galénique des vitamines, Pharmazie, 1964, 19, 12, 785-6.

G. Irion: Suprenelemente können weitgehend Antibiotika in der Zahnpraxis ablösen. Z. Vitalstoffe - Zivilisation krankheiten, 1966, nº2.

F. N. Johnson: Lithium research and therapy. Academic Press, 1975, Londres-Nueva York, 569 p.

B. Kar Amiya...: Effet de quelques métaux sur l'action des hormones sexuelles masculines et féminines. J. Scientif. Industrial Res. 1960, 19 C, n. 0 10.

R. V. Katitch...: Recherches comparatives sur l'influence de l'administration orale de cuivre et de cobalt sur l'immunité contre le tétanos. Rev. Immunol. Thérap. Antimicrob. Fr. 1964, 28, 1-2, 75-86.

H. P. Klotz: Le fonctionnel, c'est de l'organique. Rev. Méd. Fonctionnelle, 1971, 5, 111-117.

R. Kourilsky: Physiologie et Médecine. Rev. Méd. Fonctionnelle, 1970, 4, 99-1 19.

P. Labadie: Vie, autonomie et énergétique cellulaires. Apporteurs d'énergie et transporteurs d'ions. Rev. Prat. 1965, 15, 32, 42414).

Y. Leclaire: Dermatoses et Médecine Fonctionnelle. A paraitre.

S. Legrand: Röle effecteur des cations métalliques sur les cinétiques enzymatiques paradontales. These doct. Sciences odontologiques, Paris, 1976.

P. Levenq: Les sels de bismuth. Cahiers Médicaux, 1977, 2, 32, 1837-1839.

J. Livage: La bio-inorganique ouvre des voies nouvelles. Informations Chimie, 1975. n. 0 150, 69-73.

J. Loeper...: La Thérapeutique fonctionnelle doses minimes, Rev. Pathol. générale Physiol. clin. 1962, n. 0 734, 151.

J. Lustig: Pour une meilleure utilisation des oligo-éléjnents. Arch. Hospital. 196.3, n. O 12, 291-293.

C. Marcowith: Les catalyseurs métalliques en gérontologie. Rev. Pathol. cornparée Med. exp. 1972, 72, T. 9-6-823, 277-291

J. Marinho: Une nouvelle classification des angines: angine", a traiter par le antidiphtérique et angines à traiter par le bisnnuth. Ann. () to-l..aryng, 1935. 52 288-291.

P. Mascherpa...: Action du cobalt sur le fer hématique et tissulaire acl cours de ranémie hypochrome expérimentale. Boll. Soc. Ital. Biol. Sper. 1963. 39. 173942.

R. Masironi: Relations entre oligo-éléments et maladies Ed. ()MS, Genève, 1974.

J. P. Maurat: Magnésium et pathologie cardio-vasculaire. Méd. et Hygiène 1976, n. 0 1 193, 693-695.

R. Y. Mauvernay...: Etude expérimentale de l'absorption par voie perlinguale de l'iode et du cuiNxe radioactifs. Thérapie 1960, 15, I, 78-82.

Y. Memin: Rapport d'étude clinique concernant une association d'oligo-éléments. Hôpital René Muret — Bigottini — Sevran, 1975, non publié.

Menetrier: Introduction a la médecin Fonctionnelle, Pacomby, 1955, Les diatheses, Le François, 1958. Ce mond polarisé, Julliard. Considerations sur les receptivités aux maladies. Vigot.

P. Meriel: Etude des effets de l'iodohéparinate de sodium, administré par voie sublinguale. Thérapie, 1964, 19, 477-486.

W. Mertz...: Trace elements nutrition in health and disease: contributions and problems of analysis. Clin. Chem. 1975, 21, 4, 468-475.

W. Mertz: Trace metals and metal metabolism. Clin. Chem. 1976, 22, 7, 1 136-7.

C. Meunier : L'amétallose enzymatique. Contribution a l'étude du concept d'enzymopénie fonctionnelle par déficit cationique. Thèse doct. médecine, Toulouse, 197(). D. Miwa...: Effet des ions métalliques sur la croissance microbienne. Effets du Zn sur la croissance de la levure. J. Ferment. Technol. 196(), 38, 388-9(), 299-3()1.

A. B. Morrison... : Trace elements in human nutrition. Canad. Med. ASS. J. 1963, 88, 9, 523-7.

A. Mugnier: Travail clinique concernant Fluor Oligosol et Manganèse-Cuivre Oligosol. Hôpital Saint Vincent de Paul (Paris), 1974, non publié.

J. C. Muhler: Thérapeutique par les fluorures. J. Amer. Pharm. Assoc. 1963, NS 3, 133-5.

P. M. Newberne: Trace substances an d health. Ed. M. Dekker, N. Y., 1976.

S. S. Nicolau...: Recherches spectrophotométriques dans l'ultraviolet sur l'acide ribonucléique extrait du virus grippal inactivé à l'aide d'ions cuivre. C. R. Acad. Sci. 1961, 253, 15034.

F. H. Nielsen... : Nickel: a new essential trace element. Federation 1974, 33, 6, 1767-1772.

O. M. S.: Fluor et Santé (93 auteurs), ed. OMS, Geneve, 1972.

Y. Pelicier: Chimiothérapies bloquées et relances enzymatiques. Nouvelle méd. 1973, 2, 31 , 2045-3046.

G. Peres: Etude comparative de l'absorption intestinale du lithium utilisé sous trois formes différentes (solutions de Carbonate de lithium, de (Gluconate de lithium. de NeurOlithium) chez le rat. Université Claude Bernard, Lyon, 1977, non publié.

M. A. Peters... : Etude du mécanisme par lequel le glucose peut modifier le métabolisme des médicaments in vitro et in vivo. J. Pharmacol. Expérim. Thérap. 1972 180, l, 151-7.

H. Picard: en la ed. Maloine: «De la cause au traitement des rhumatismes», d'hvgiene aux rhumatisants». « Traitement medical de la coxartrose», en Hachette ed.: « reponses aux rhumatisants».

A. S. Prasad: Trace elements in human health and disease. Academic Press, 2 vol. (N Y.), 1976.

M. Prettre: Catalyse et catalyseurs. Coll. «Que sais-je», 1970, ed. P.U.F. (Paris).

W. R. Proffit...: Fluorures: effet sur deux paramètres de la croissance de ros en culture d'organe. Science (N. Y.), 1964, 145, 932-3.

L. Randoin...: Table de composition des aliments, éd. Lanore, Paris, 1961.

J. G. Reinhold: Trace elements. A selective survey. Clin. Chem. 1975, 21. 4, 476-500.

R. Richou.... Influence du cobalt sur la production de l'antitoxine staphylococcique chez le lapin. Rev. Inmunol. Théragp. Antimicrob. 1964, 28, 6, 331-5.

A. Rousseau: Quelques notions sur les oligo-éléments envisagés comme catalyseurs. Gazette des Hôpitaux, 10 mars 1961, n 0 7, p. 317-322.

M. F. Runova: Effet de quelques complexes de cobalt, de manganèse et de cuivre sur la formule sanguine dans l'anémie expérimentale. Farmakol. i Toksikol. SSSR. 1964, 27, 2, 196-9.

J. Sal y Domadieu: Les Oligoéléments, 1981, Maloine.

I. H. Scheinberg...: Métabolisme du Cuivre. Pharmacol. Rev. 1960, 12, 355-81.

M. SChou: Etat actuel de la pharmacologie des sels de Lithium. Arch. Pharm. Chemi. 1960, 67, 177-84.

H. A. Schroeder...: Essential trace metals in man: manganèse. A study in homeostasis. J—Chronical Diseases, 1966, 19, 545-571.

H. A. Schroeder...: Essential trace metals in man: Copper J. Chron. Dis. 1966, 19, 1007-1034.

H. A. Schroeder...: Trace element analysis in clinical chemistry. Clin. Chem. 1971, 17, 6, 461-474.

R. L. Searcy: Diagnostic Biochemistry. (Chap. 20: Copper, chap. 41: Manganèse, chap. 69: Zinc), éd. McGraw Hill Book comp. (N. Y.), 1969.

L. A. Selby...: The effects of trace elements on human and animal health. J. A. V. M.

A. 1970, 157, 11, 1800-8.

H. Selye: Les maladies pluricausales. Rev. Méd. Fonctionnelle, 1967, 1, 165-193.

H. Shida...: Effet du cuivre sur la potentialisation par la thyroxine de l'action in vitro de l'adrénaline sur le muscle lisse. J. Pharmacol. Experiment. Therap. 1963, 141, 280-5.

P. Stern.::: Contribution à la pharmacologie du lithium. Arch. Internation. Pharmacodyn. Thérap. 1961, 133, 58-65.

C. Suck: Quelques données récentes sur les biomembranes. Rev. Méd. Fonctionnelle, 1971, 5, 205-244.

Symposium: Ier Symposium international sur le déficit magnésique en pathologie humaine. Vittel, 1971. Volume édition du Symposium 197 1. Volume des Com• munications et discussions 1973. Ed. SGEMV, Vittel.

P. Theil: Le médicament, supplément de vie. Ed. A.M.P.S., Paris, 1975.

F. Thorel: Introduction à la thérapeutique par les oligo-éléments. Aïch. Med. Normandie, mai 1972.

J. Uriel: Interaction entre les protéines sériques et des cations métalliques. Biol. Médicale, 1961, L 59, 1, 27-97.

J. Vaque... : De l'intérêt de l'absorption perlinguale d'un stimulant cardio-vasculaire au cours du traitement des dyspondéroses et des dystonies végétatives. Gazette Médicale de France, 1962, 69, 10 Janvier, page 161.

APÉNDICE

Las nomenclaturas de las diferentes diátesis son distintas según los diversos autores. Inicialmente hemos mantenido las que propuso su creador, el Dr. Menetrier, por ser las más comúnmente utilizadas en todas las obras. Pero recientemente, el propio Menetrier las ha modificado en el último trabajo que nos ha enviado: «Ce que je sais», publicado por el Centre de recherches biologiques. Así, la diátesis l, artrítico-alérgica, también recibe el nombre de esténica, en oposición a la diátesis 2, hiposténica, antiguamente denominada artrotuberculosa. Algo análogo ha hecho el Dr. Dupouy, que denomina a la diátesis I síndrome de hiperreactividad funcional y a la diátesis 2 síndrome de hiporreactividad funcional. Ambas nomenclaturas nos parecen bastante adecuadas y lo mismo puede decirse del empleo de distónica para referirse a la diátesis 3, en el que ambos autores coinciden, abandonando la antigua nomenclatura de neuroartrítica. La moderna nomenclatura de las diátesis corresponde sin duda mucho mejor a sus características clínicas, tal y como han sido definidas, pero también a los modernos conceptos de fisiología que sin cesar nos sugieren una polaridad a todos los niveles de la economía orgánica.

Por otra parte, en su última obra, el Dr. Menetrier pone el acento en una combinación de diátesis que según su propia experiencia cada vez se puede detectar con más frecuencia. A pesar de que este libro estaba terminado cuando recibimos los mencionados trabajos, hemos decidido incluirlo, dada su importancia para los futuros practicantes de la medicina funcional. Otras actualizaciones se incluirán en el segundo volumen, dedicado fundamentalmente a la terapéutica.

Menetrier ha denominado a esta combinación «síndrome actual».

Este síndrome se generalizaría progresivamente a medida que crecen las agresiones de la vida moderna. Es de la mayor importancia detectarlo, pues constituye una verdadera señal de alarma que, si no se detecta y se trata a tiempo, bloquea tanto las defensas orgánicas como las terapéuticas reguladoras que pongamos en práctica. Su existencia explica el empleo creciente de tranquilizantes que remiendan en cierto modo sus efectos a corto plazo, pero que resultan desastrosos a largo plazo, no sólo por la lista creciente de sus efectos indeseables, sino también porque «bloquean un bloqueo» sin modificar sus causas. No hay que olvidar a este respecto que los dos medicamentos más vendidos en la Comunidad Económica Europea son precisamente el valium y el mogadón, dos fármacos de efecto tranquilizante.

CARACTERÍSTICAS CLÍNICAS

Físicamente: Hay una disminución de la vitalidad con accesos de astenia y hambre a media mañana y a media tarde, En el caso de que también haya astenia matinal no debe interpretarse como una indicación del manganeso, sino como una especie de defensa contra la anergia.

Intelectualmente: La concentración se ve dificultada, hay además agujeros en la memoria.

Psicológicamente: Alternan la depresión, la indiferencia o el asco, característicos de la anergia con ansiedad, crispación, agresividad.

Sueño: la dificultad para dormirse se acompaña de insomnio medio (hacia las 2 de la madrugada) e incluso de insomnios rebeldes.

Síntomas funcionales: Otitis, anginas, infecciones de coci, incluso primoinfección. Sin embargo, existen formas sin antecedentes, donde se puede buscar ya sea un accidente, ya sean shocks psicológicos, ya sea una inadaptación al trabajo o al medio.

Síntomas orgánicos: Manifestaciones espasmofílicas frecuentes, acompañadas de bloqueos epigástricos, de abombamientos abdominales, de alteraciones digestivas tardías y de lipotimias. Habitualmente se presentan parestesias nocturnas, frío en las extremidades, hipoglucemia, enterocolitis nocturnas, frío en las extremidades, hipoglucemia, enterocolitis derechas, sed y poliuria periódicas. En la mujer hiperfoliculinia casi constante.

Semejante síndrome dominado por la energía, la disregulación hipófisis-páncreas y la espasmofilia se presenta cada vez más frecuentemente en la línea familiar. En los niños se caracteriza por otitis, anginas, rinofaringitis y también por alteraciones del carácter con alternancia de depresión y de agresividad, dificultades escolares de atención y de agitación.

Terapéutica: Cu.Au.Ag, Zn.Ni.Co, PH.Co. por la mañana, uno sólo al día. antes de cenas, antes de acostarse. Según Menetrier esta combinación transforma rápidamente este estado y lo hace desaparecer cuando es reciente. En los casos de drogadictos de tranquilizantes, el litio en forma de gluconato debe emplearse a dosis mayores (3-4 al día). En caso de reacciones desagradables hay que suprimir el tratamiento durante una o dos semanas. La mejoría implica una reducción del tratamiento progresiva y el tratamiento de la diátesis subyacente. Además, hay que administrar Mg. Ponderal y catalítico.

La suspensión de cualquier tranquilizante es indispensable, aunque debe ser progresiva en función de la mejoría.

Biblioteca Holística

LIBROS PUBLICADOS

El Masaje Ayurvédico.
Vaidya Bhagwan Dash

Las pasiones capitales.
Alfonso Colodrón Gómez-Roxas

Bioenergética. Fuerzas vitales esenciales.
Pedro Fleitas González

Recetas de Cosmética Natural.
Noemí Marcos y Fernando Cabal

Hazte Vegano al instante con estas 30 simples recetas.
Guillermo Cazenave

Nutrición consciente.
E. Cárdenes y Dr. David Hidalgo

Energía de la Salud y de la Vida.
Víctor Manuel del Hoyo Arriaza

Desintoxícate y evita enfermedades.
José de Guevara

Nociones de Psiquiatría Homeopática.
Xavier Díez Llambrich

Sistema hindú yogui de la cura por el agua.
Yogui Ramacharaka

Naturopatía. Miradas comunes, diferentes haceres.
M. E. Flores Fernández y C. Ascencio Flores

Diario de un artista marcial. Volumen 1.
Pedro Fleitas

GO-RIN no AIKI. Aikido de los cinco anillos.
Daniel Díaz

ANMA, presionar y friccionar.
Pedro Fleitas

Hacia el futuro de la Medicina Integrativa.
Ana Peña Martínez

Coronavirus y Medicina China.
Coord. Fernando Cabal

Coronavirus y Medicina Natural.
Coord. Fernando Cabal

Confinados. Psicología del coronavirus.
Coord. Fernando Cabal

Vida Saludable.
Anatli Martínez Munguía

Para entender y prevenir el Covid-19.
Octavi Piulats

Historia de la salud natural.
Octavi Piulats

La Medicina Energética Biológica.
Dr. X. Castro Becerril

La salud de los niños por la higiene natural.
Dr. Eduardo Alfonso

Preparación al parto natural consciente.
Dra. Lourdes Munguía Sánchez

Nací en casa.
Ursula Walsh

La adopción, un viaje de ida y vuelta.
Alfonso Colodrón Gómez-Roxas

SIDA, juicio a un virus inocente.
Dr. Enrique Costa Vercher

La tiranía de la ciencia.
Paul Feyerabend

Cocinaterapia.
Adolfo Solar Ram

Conociéndote, conociéndome.
Rafael Campos Simón

Reflexología Podal Taiñlandesa y Salud Natural.
Rafael Campos Simón

Cómo criar un hijo sano a pesar de su médico.
Dr. Robert Mendelsohn

Confesiones de un médico hereje.
Dr. Robert Mendelsohn

El dominio de la mente y la comunicación consciente.
Paloma de la Torre

Manual de supervivencia en un mundo tóxico.
Coord. Olga Jiménez

Futuro Primitivo Revisado.
John Zerzan

Chakras, Gemas y Homeopatía.
A. Calatayu y L. Szabó

Divina ancestra.
Marta Blanco Fernández

Los mensajes del cuerpo.
Belen Andreu

Sigue el rastro.
Gema Vidal

Aikido. La búsqueda del Ser.
José L. González Nuñez

Medicina China Tradicional sin recortes ni parches.
Dr. Marcos Díaz Mastellari

Educación y autoconocimiento.
Javier Gomez Muñoz

Momentos del proceso psicoanalítico
Enrique Cortés Pérez

Cura Imposible. La promesa de la Homeopatía
Amy L. Lansky

El Sueño del Hombre
Salvador A. Carrión

Manual de agricultura ecológica higienista
René Papon